Met heerlijke recepten, dagmenu's en calorietabel

GEZOND AFVALLEN
Zo doe je dat

COLOFON

Copyright © 2019, Stichting Voedingscentrum Nederland, Den Haag, 3e druk

NUR: 443
BISAC: HEAO1600Diets

Fotografie:
HAL 158 fotografie & film
Nawal foodstyling & fotografie
Lucie Beck
Vormgeving:
Martien.nu

Niets uit deze uitgave mag verveelvoudigd en/of openbaar gemaakt worden door middel van druk, fotokopie of op welke andere wijze en/of door welk ander medium, zonder voorafgaande schriftelijke toestemming van Stichting Voedingscentrum Nederland.

Hoewel aan de samenstelling en productie van deze uitgave alle zorg is besteed, aanvaardt Stichting Voedingscentrum Nederland geen enkele aansprakelijkheid voor schade voortvloeiend uit een eventuele foutieve vermelding in deze uitgave.

Voedingscentrum – eerlijk over eten
Het Voedingscentrum informeert consumenten over – en stimuleert hen tot een gezonde en meer duurzame voedselkeuze.

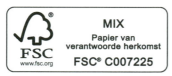
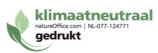

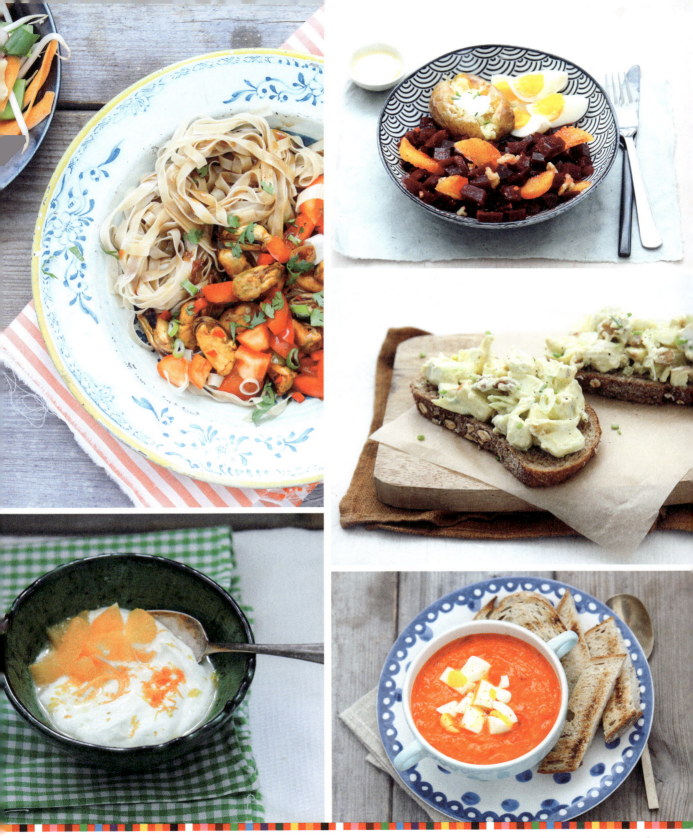

GEZOND AFVALLEN 3

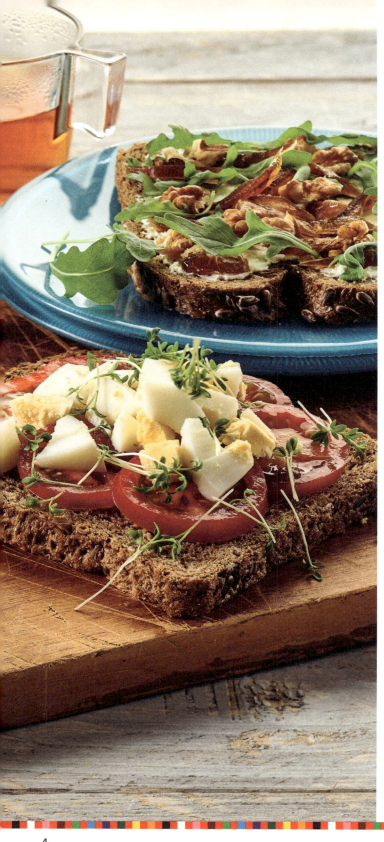

RECEPTEN

De recepten zijn voor twee personen. Producten uit de Schijf van Vijf vormen de basis voor de recepten. Denk aan lekker veel groente, fruit, volkorenproducten, vis, mager vlees, peulvruchten en vloeibare vetten. We gebruiken in onze recepten vooral verse en weinig bewerkte producten en we kiezen voor kleine porties vlees en vis. Daarnaast variëren we volop met ei, tofu, peulvruchten en noten. De porties zijn op maat, zodat je geen eten hoeft te verspillen. De recepten zijn daarmee gezond en beter voor het milieu.

+Plusopties

Eet je samen met iemand die niet of langzamer wil afvallen, of kun je zelf iets extra's gebruiken? Bij de recepten voor het ontbijt, lunch en avondeten staan plusopties waarmee je je menu kunt aanvullen. De plusoptie is ook bedoeld voor mannen die bezig zijn met afvallen.

Je vindt de plusopties onderaan de recepten bij de voedingswaarde

Voedingswaarde per persoon: 240 kcal, 10 g vet, waarvan 2 g verzadigd vet, 25 g koolhydraten, waarvan 5 g suikers, 7 g vezel, 8 g eiwit, 0,6 g zout
+Plusoptie per persoon: voeg een halve avocado toe (+ 179 kcal = 419 kcal totaal)

INHOUD

INLEIDING	7
KAN IK AFVALLEN?	8
De juiste begeleiding vinden	9
Feiten en fabels over afvallen	10
FASE 1: KLAARMAKEN VOOR DE START	14
Ben je te zwaar?	14
Bereken je BMI	14
Wat is jouw streefgewicht?	16
Gebruik een eetdagboek	16
Ken je valkuilen	17
Gezond gedrag aanleren	18
Stap voor stap	18
Hoe maak je goede voornemens?	20
Hoe krijg je steun van vrienden en familie?	22
Vallen en weer opstaan	22
FASE 2: GEZONDER EN MINDER ETEN, MEER BEWEGEN	25
Hoe kies je gezonder?	25
Jouw schijf van vijf	27
Groente en fruit	28
Smeer- en bereidingsvetten	30
Vis, peulvruchten, vlees, ei, noten en zuivel	31
Brood en graanproducten	33
Dranken	34
Mag ik tussendoortjes als ik wil afvallen?	37
Bewegen	39
DAGMENU'S EN RECEPTEN	40
Dagmenu's (7)	40
Ontbijtrecepten	45
Lunchrecepten	57
Hoofdgerechten	83
Nagerechten	163
GEZONDER KOKEN EN BOODSCHAPPEN DOEN	76
Verleidingen	76
Etiketten lezen	77
Gezonder koken	79
FASE 3: OP GEWICHT BLIJVEN	160
Blijf je gewicht controleren	161
Voldoende beweging	161
CALORIETABEL	172
RECEPTENINDEX	191

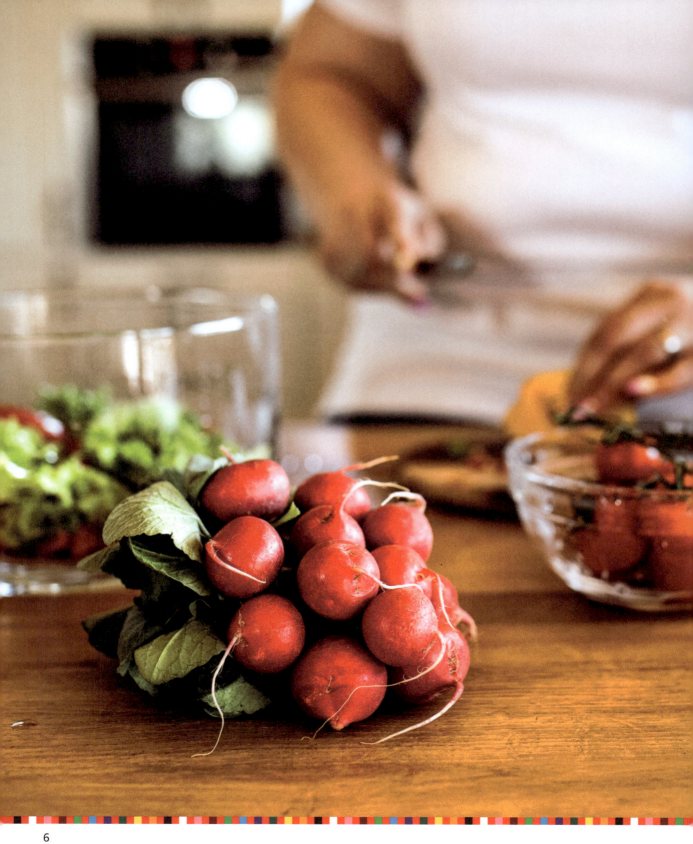

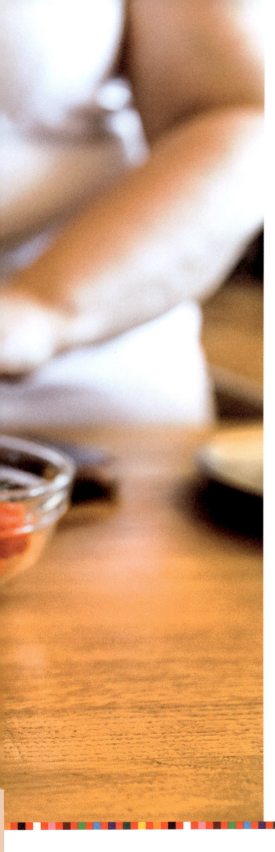

INLEIDING

Met een gezond gewicht voel je je fitter en zit je lekkerder in je vel. Bewegen gaat makkelijker, je raakt minder snel buiten adem en hebt minder kans op ziekte. Met een gezond gewicht verklein je de kans op diabetes type 2, hart- en vaatziekten, gewrichtsklachten en op bepaalde vormen van kanker.

Dit boek laat zien hoe je stap voor stap gezond afvalt en op gewicht blijft met de Schijf van Vijf. En dat kun je invullen zoals jij wilt. Er zijn geen 'verboden' of extra gezonde producten. Alles draait om het eten van de juiste producten, hoeveelheden, variëren en bewegen.

Verwacht geen wonderdieet waarmee je binnen korte tijd veel kilo's kwijtraakt, maar handvatten om stapsgewijs af te vallen door steeds kleine dingen in je eetgewoontes te veranderen. Als je hiervoor de tijd neemt kun je nieuwe eetgewoontes makkelijker vasthouden, krijg je voldoende voedingstoffen binnen én wen je aan een ander, gezonder eetpatroon.

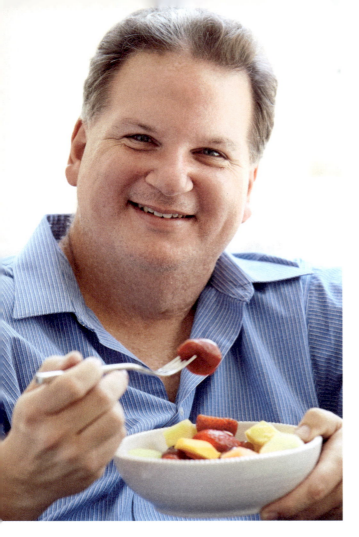

KAN IK AFVALLEN?

In theorie kan iedereen afvallen. Het is een kwestie van minder energie binnenkrijgen dan je verbruikt. In de praktijk zie je dat de meeste mensen het wel lukt om af te vallen, maar op gewicht blijven blijkt vaak lastig, vooral wanneer je veel te zwaar bent. Het is beter om in te grijpen voordat overgewicht tot complicaties leidt. Met de adviezen uit dit boek kun je aan de slag.

Er zijn echter omstandigheden waarbij we aanraden om eerst advies van een arts of een diëtist te vragen:
- Je bent jonger dan 18, of ouder dan 70.
- Je bent zwanger of geeft borstvoeding.
- Je maakt een moeilijke, emotionele periode door.
- Je hebt een BMI hoger dan 30 (zie pagina 15).
- Je hebt een vergrootte buikomvang (zie pagina 15).
- Je hebt een van de volgende aandoeningen: een hart- en vaatziekte, verhoogde bloeddruk, een te hoog cholesterolgehalte, diabetes of prediabetes, slaapapneu of artrose.

In bovenstaande situaties kunnen je huisarts of diëtist bepalen of afvallen in jouw situatie medisch gezien verstandig is, wat haalbaar is en of er eventueel nog andere behandelingen nodig zijn. Zij kunnen je hierbij ook de juiste begeleiding geven.

DE JUISTE BEGELEIDING VINDEN

Ook wanneer er geen speciale omstandigheden zijn, kun je ervoor kiezen om begeleiding te zoeken. Tegenwoordig zijn er veel soorten hulpverleners. We raden echter aan naar een erkende diëtist of gewichtsconsulent te gaan.

DIËTIST
De diëtist is bevoegd om iedereen te helpen. Mensen met een beetje of veel overgewicht, met gezondheidsklachten zoals een hoge bloeddruk, een verhoogd cholesterolgehalte, maag- en darmklachten of diabetes. Daarnaast besteden zij ook aandacht aan emotionele en praktische problemen. Je kan rechtstreeks contact zoeken of met verwijzing van de huisarts.
Een diëtist heeft de hbo-opleiding Voeding en Diëtetiek gedaan en is vaak aangesloten bij de Nederlandse Vereniging van Diëtisten. Kijk op **www.voedingscentrum.nl/zoekdietist** voor erkende diëtisten.

GEWICHTSCONSULENT
Als je geen ernstig overgewicht of gezondheidsklachten hebt, dan kun je ook terecht bij de gewichtsconsulent. Deze heeft het diploma Gewichtsconsulent behaald. We raden aan een gewichtsconsulent te raadplegen die is aangesloten bij de Beroepsvereniging Gewichtsconsulenten Nederland.

FITNESSCOACH, SPORTINSTRUCTEUR, PERSONAL TRAINER
Sportinstructeurs kunnen je helpen om gezond te bewegen. Vaak geven zij ook voedingsadvies, maar de meesten hebben daar geen opleiding voor. Wil je graag een instructeur die ook goed voedingsadvies kan geven? Zoek dan een begeleider die ook de opleiding Gewichtsconsulent, Voeding en Diëtetiek of Sport en Voeding heeft gedaan.

FEITEN EN FABELS OVER AFVALLEN

Over voeding en afvallen hoor je de vreemdste verhalen. Kun jij feiten en fabels van elkaar onderscheiden? Hieronder vind je antwoorden op de meest gestelde vragen over afvallen.

Kun je afvallen met populaire diëten?

Populaire afvaldiëten doen vrijwel altijd wat ze beloven: in korte tijd verlies je (veel) kilo's. Maar binnen de kortste keren vliegen de kilo's er ook weer aan en ben je weer terug bij af.

Hoe herken je een slecht dieet?

- Je valt te snel af. Als je meer dan een kilo per week afvalt, dan ben je aan het crashen. Je voelt je slap en hebt honger, verliest veel vocht en er kan spierweefsel worden afgebroken in plaats van vetweefsel.
- Je moet eenzijdig eten. Een bepaalde voedingsstof wordt rigoureus uit je voeding geschrapt, bijvoorbeeld koolhydraten. Of je mag alleen nog maar fruit eten. Hierdoor loop je risico op tekorten.
- Ze zijn onpraktisch. Je moet speciaal voor jezelf koken en kan niet met anderen mee-eten.
- Ze zijn gebaseerd op regels die niet wetenschappelijk onderbouwd zijn. Ze zeggen bijvoorbeeld dat brood of suiker gif is en absoluut vermeden moet worden.
- Je hebt speciale (dure) afvalproducten en supplementen nodig.

Het wonderdieet bestaat niet. Blijvend afvallen begint met het geleidelijk aanpassen van je eetgewoonten. Je zult uiteindelijk een gezonder eetpatroon moeten ontwikkelen. Alleen daarmee kun je langdurig en gezond op gewicht blijven.

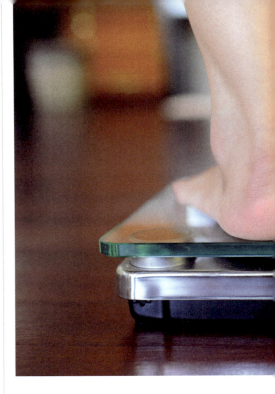

Gaat elk pondje door het mondje?

Je wordt zwaarder als je over een langere periode meer energie binnenkrijgt dan je nodig hebt. Alles draait om de balans tussen de hoeveelheid calorieën die je eet en de hoeveelheid energie die je lichaam verbruikt. Dit noemen we de energiebalans. Als de balans doorslaat doordat je langere tijd te veel eet of te weinig beweegt, worden de extra calorieën opgeslagen als lichaamsvet. En daardoor ontstaat overgewicht. Wel zijn er verschillende factoren die het moeilijker of makkelijker maken dat dit gebeurt. De ene persoon ontwikkelt daarom makkelijker overgewicht dan de ander.

Afvallen is echter altijd een kwestie van gezonder en minder eten, waardoor je minder energie binnenkrijgt. Daarnaast is het nodig om meer te bewegen zodat je meer energie verbruikt. Hoeveel precies en hoe makkelijk je dat volhoudt verschilt per persoon. Soms kan een kleine aanpassing al een heel verschil maken.

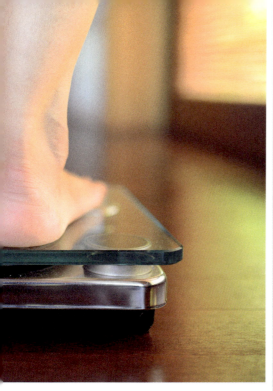

Bestaat er een dieet waarmee je alleen plaatselijk afvalt op je buik of bovenbenen?

Misschien ben je niet eens zo ontevreden over je lichaam, maar had je liever gehad dat je buik, benen of billen wat dunner waren. Maar je lichaamsvorm staat over het algemeen vast. Ook als je slanker bent zul je ongeveer dezelfde verhoudingen hebben. Het zit in je genen. Als je afvalt, gaat dit geleidelijk over je hele lichaam. Door af te vallen krijg je wel geleidelijk minder buikvet en slankere bovenbenen. Als je het belangrijk vindt, kun je wel specifiek je buikspieren of beenspieren gaan trainen. Als het vet weg is, zijn je spieren beter zichtbaar.

Bestaan negatieve calorieën?

Etenswaren zoals komkommer en bleekselderij zouden meer energie kosten om te verbranden, dan dat ze opleveren. Je zou dus afvallen door deze producten te eten. Dat klinkt te mooi om waar te zijn en dat is het ook.

Er is inderdaad wel energie nodig om voedsel te verteren, maar voeding levert altijd meer calorieën op. Oók als er maar heel weinig calorieën in zitten. Negatieve calorieën bestaan dus niet. Dat neemt niet weg dat het goed helpt om groente te eten als je wilt afvallen. Ze zijn caloriearm, zitten vol vezels en voedingsstoffen én je mag er zoveel van eten als je wilt.

Kom je aan van eten na 20.00 uur?

Eet je meer dan je nodig hebt, dan sla je dat op als vet. Maar het maakt niet uit wanneer je dat eet. Je kunt dus ook na 8 uur 's avonds iets eten, als je maar niet te veel eet. Je lichaam verbrandt dat net zo goed, ook al ga je niet meer actief aan de slag. Krijg je 's avonds trek, kies dan iets uit de Schijf van Vijf. Bijvoorbeeld wat fruit, een handje noten, snackgroenten, of smeer een boterham met mager beleg. De kunst is om ongezonde snacks te vermijden. Dat is 's avonds vaak lastiger dan 's ochtends, omdat je dan moe bent en al de hele dag 'nee' hebt gezegd tegen droppotten en de geur van koek op het (tank)station. Daar komt bij dat je avondactiviteiten zoals tv-kijken misschien associeert met chips en chocolade. Probeer daarom nieuwe associaties te maken.

>>>

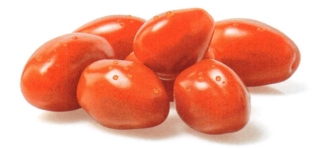

Is het verstandig om maaltijden over te slaan?

Wanneer je een belangrijke maaltijd overslaat, krijg je honger en is de verleiding om te snacken groot. We raden je daarom aan om regelmatig te eten, dus drie hoofdmaaltijden op een dag: ontbijt, lunch en avondeten. Wil je tussendoor iets eten, kies dan voor iets uit de Schijf van Vijf, zoals fruit, snackgroenten, een boterham of een schaaltje magere yoghurt.

Is 'suikervrij' eten de oplossing?

Eet je ergens minder van, dan val je af. Tenminste, als je de calorieën die je daarmee bespaart, niet binnenkrijgt op een andere manier. Er zijn een heleboel recepten en kookboeken voor 'suikervrije' producten te vinden waarin toch behoorlijk wat calorieën zitten. In de plaats van kristalsuiker worden dadels, kokosbloesemsuiker, agavesiroop of honing toegevoegd, maar ook dit is suiker. Je lichaam maakt geen onderscheid tussen deze verschillende soorten suiker.

Er wordt juist meer vet gebruikt, of meelsoorten met veel calorieën, zoals amandelmeel. Ook de claim 'suikervrij' op producten in de supermarkt zegt daarom vrij weinig over de hoeveelheid calorieën. Je hebt weliswaar weinig geraffineerde suiker gegeten, maar vaak net zoveel calorieën. Je zal daarvan dus niet afvallen.

Helemaal suiker mijden lukt niet en hoeft ook niet. Suiker zit van nature in bijvoorbeeld fruit en melk en die vormen een belangrijk onderdeel van gezonde voeding. Suiker kan wel een handige bespaarpost zijn als het is toegevoegd aan producten. Meestal zijn dit producten die niet in de Schijf van Vijf staan, zoals koek, snoep en gebak, krokante muesli, zoet broodbeleg, frisdrank, ketchup, sauzen en dressings. Eet je minder van deze producten, dan val je af.

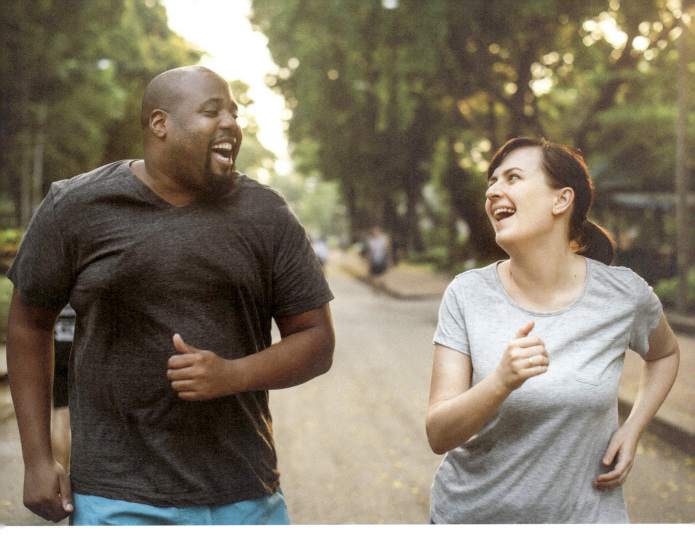

Kun je afvallen door meer te sporten?

Het kan wel, maar door alleen meer te gaan sporten val je niet snel af. Gezonder eten heeft veel meer en sneller effect dan meer bewegen of sporten alleen. Om 1 kilo lichaamsgewicht kwijt te raken, kan het nodig zijn om wel 25 uur extra te wandelen. Sporten maakt bovendien hongerig, dus de verleiding om na het sporten meer te eten is groot.

Aanpassen van je voedingspatroon is daarom de eerste en belangrijkste stap als je wilt afvallen. Dit betekent gezonder eten volgens de Schijf van Vijf, kleinere porties en minder calorieën per dag. Dit wil natuurlijk niet zeggen dat sporten en bewegen geen verschil maakt. Hoe meer spierweefsel je kweekt, hoe meer calorieën je verbrandt, dus uiteindelijk helpt het je wel om af te vallen. Ook conditiesporten helpen, zoals hardlopen, (rol)schaatsen, skeeleren of spinninglessen. Door sporten te combineren met het aanpassen van je eetgedrag bereik je uiteindelijk het meest.

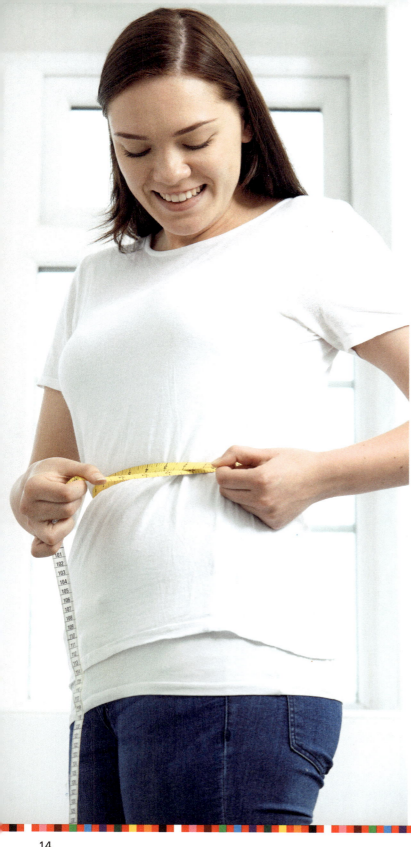

FASE 1: KLAARMAKEN VOOR DE START

Tijd voor een persoonlijk plan. Dat begint met in kaart brengen van waar je nu staat. Wat is je gewicht nu? Wat is een goed streefgewicht? Wat eet je nu en wat zijn je valkuilen?

BEN JE TE ZWAAR?
Om te bepalen of je gewicht een risico vormt voor je gezondheid zijn er twee tests: BMI en buikomvang. Geven ze allebei aan dat je overgewicht hebt, dan is er werk aan de winkel.

BEREKEN JE BMI
De BMI (Body Mass Index) geeft de verhouding weer tussen je gewicht en je lengte. Bereken je BMI gemakkelijk en snel op **www.voedingscentrum.nl/bmi.**

Geen internet bij de hand? Gebruik dan een rekenmachine. Om jouw BMI te berekenen deel je het gewicht in kilo door de lengte in meter, in het kwadraat. Dus als je 68 kilo weegt bij een lengte van 1,73 meter is je BMI 68:(1,73 X 1,73) = 22,7. In de tabel zie je wat de uitslag voor jou betekent.

BMI-SCORE	UITKOMST
Onder 18,5	Ondergewicht: je bent te licht voor je lengte

ADVIES
Probeer in ieder geval niet verder af te vallen. Je kunt beter wat aankomen. Als dat niet lukt, neem dan contact op met je huisarts.

BMI-SCORE	UITKOMST
Tussen 18,5 en 25	Gezond gewicht: prima, je gewicht past goed bij je lengte.

ADVIES
Voor je gezondheid is het niet nodig om af te vallen. Probeer het zo te houden door gezond te eten.

BMI-SCORE	UITKOMST
Tussen 25 en 30	Overgewicht: je bent te zwaar voor je lengte.

ADVIES
Meet je buikomvang* en vraag de huisarts om je bloeddruk en cholesterolgehalte te meten. Er zijn dan twee mogelijke adviezen:
1. Bij een te grote buikomvang, te hoog cholesterol of te hoge bloeddruk heb je een verhoogd risico op ziekten, zoals hart- en vaatziekten en diabetes type 2. Het is belangrijk voor je gezondheid om af te vallen.
2. Zijn je buikomvang, cholesterolgehalte en bloeddruk in orde? Probeer dan in ieder geval niet verder aan te komen. Je kunt beter wat afvallen.

BMI-SCORE	UITKOMST
Boven de 30	Ernstig overgewicht.

ADVIES
Je bent veel te zwaar voor je lengte. Het is erg belangrijk voor je gezondheid om af te vallen. Neem contact op met je huisarts. Hij of zij weet wat in jouw situatie de beste hulp is.

---

* Vet in en rond de buik is nadelig voor je gezondheid. Met behulp van een meetlint kun je nagaan wat je buikomvang is. Meet de buikomvang tussen de onderkant van de onderste rib en de bovenkant van het bekken. Adem uit en lees je omvang af.

De buikomvang is te groot:
- bij mannen: bij een buikomvang van 102 centimeter of meer.
- bij vrouwen: bij een buikomvang van 88 centimeter of meer.

WAT IS JOUW STREEFGEWICHT?

Nu je weet hoeveel je weegt, kun je een doel gaan stellen. Hoeveel wil je straks wegen? Kies een realistisch streefgewicht, dat ergens tussen een BMI van 18,5 en 25 ligt. Heb je een getal in je hoofd? Reken op een halve kilo tot één kilo per week. Val je meer af dan kom je waarschijnlijk voedingsstoffen tekort en is de kans groot dat je het op langere termijn niet volhoudt.

Rekenvoorbeeld

Afhankelijk van je huidige gewicht is vijf tot tien procent afvallen een mooi uitgangspunt. Stel dat je 80 kilo weegt. Als je tien procent wilt afvallen is dat acht kilo. Vermenigvuldig dat met twee. Dat is het aantal weken dat je moet rekenen om af te vallen. 8 x 2 = 16 weken. Je gaat dan uit van een halve kilo per week.

80 KG - 10% = 8 KG
8 x 2 = 16 WEKEN

GEBRUIK EEN EETDAGBOEK

Overgewicht ontstaat als je langere tijd meer eet dan je nodig hebt. Misschien heb je een idee van hoe het overgewicht bij jou is ontstaan, maar het kan ook zijn dat je onbewust steeds meer bent gaan eten dan nodig. Of misschien heb je niet goed door hoeveel calorieën er in sommige etenswaren zitten.

Een eetdagboek geeft snel inzichten. Hou alles wat je op een dag eet bij in een schrift of gebruik een app of tool. Hoe uitgebreider hoe beter. Denk ook aan dat pepermuntje, de olie waarin je bakt of het restje dat je opeet. Zo krijg je het beste beeld van je eetgewoonten. Mensen gaan vaak al gezonder en minder eten als ze opschrijven wat ze allemaal eten op een dag en hun vorderingen in het bereiken van hun doel bijhouden.

Je kunt eventueel ook een afvalschema maken waarbij je uitrekent hoeveel je elke week wilt wegen en wanneer je een streefgewicht hebt bereikt. Zo kun je tussendoor makkelijk controleren of je nog op schema ligt.

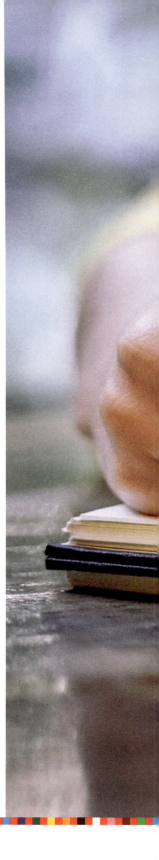

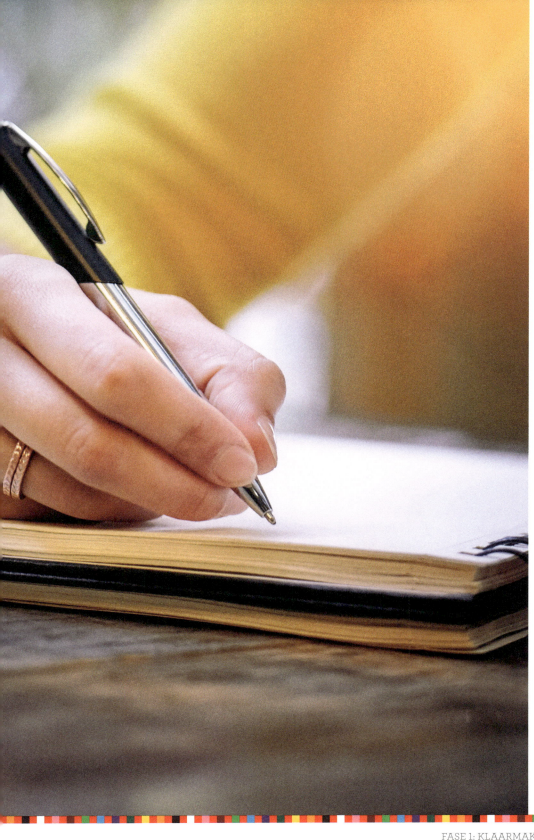

KEN JE VALKUILEN
Wanneer je een eetdagboek bijhoudt, krijg je waarschijnlijk wel een idee van hoe jouw extra kilo's zijn ontstaan. Misschien snoep je weinig, maar eet je grote maaltijden. Of zet je jezelf juist gezonde maaltijden voor, maar trek je 's avonds een zak chips open. Zijn er veranderingen in je leven, zoals samenwonen, een kind of een andere baan, die je eet-en beweegpatroon hebben veranderd? Zoek je troost in eten als je verdrietig of gestrest bent, terwijl je eigenlijk geen honger hebt? Of eet je juist vaak voor de gezelligheid en in gezelschap? Hou in je eetdagboek ook bij hoe je je voelde tijdens het eten en waar je was. Dat geeft ook inzicht in waarom je eet.

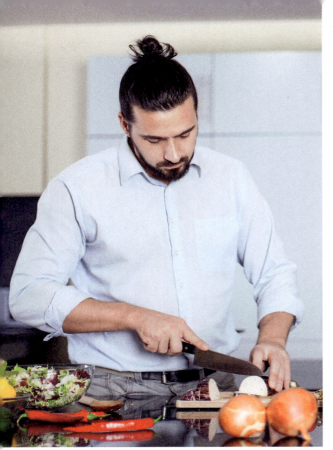

GEZOND GEDRAG AANLEREN

Als je net begint met afvallen moet je nog de hele tijd nadenken. Is dit gezond? Hoeveel heb ik al op? Wat is een goed recept voor een slanke maaltijd? Maar op een gegeven moment vind je weer je eigen weg. Dan wordt het vanzelfsprekend om geen frisdrank meer in huis te halen en stop je automatisch elke ochtend een stuk fruit in je tas in plaats van een pakje tussendoorkoeken.

ER ZIJN 4 MANIEREN WAAROP JE EEN STAP KAN NEMEN:

- Een nieuwe gezonde gewoonte aanleren. Maak bijvoorbeeld het voornemen om elke middag om 16:00 uur een stuk fruit te eten.
- Ruil iets ongezonds om voor iets gezonders. Ruil bijvoorbeeld frisdrank om voor een light- variant, of voor water of thee zonder suiker. Of in plaats van brie op je brood te doen, kies je voor mozzarella.
- Neem een kleinere portie. Toch een keer chips, een ijsje of iets anders dat niet in de Schijf van Vijf valt? Zoek naar manieren om er minder van te eten. Kies voor één bolletje ijs in plaats van twee. Doe wat chips in een bakje en berg de zak weer op. Bekijk voorverpakte meeneemverpakkingen kritisch. Zijn ze niet te groot? Kun je minder beleg op je boterhammen doen? Is er echt zoveel vlees of kaas nodig in je maaltijd?
- Iets anders doen in plaats van eten. Maak een afspraak met jezelf om als je zin krijgt om ongezond te snacken, iets anders te gaan doen en jezelf af te leiden. Bijvoorbeeld een blokje om of even die vriend of vriendin bellen.

STAP VOOR STAP

Misschien denk je: het roer moet vandaag nog om. Ik ga vanaf nu alleen nog maar gezond eten en nooit meer snoepen. Helaas houden de meeste mensen zo'n plotselinge verandering niet vol. En dat hoeft ook helemaal niet. Alle beetjes helpen. Je kunt een heleboel afvallen en toch af en toe een klein beetje snoepen. Begin vandaag met een verandering waarvan je denkt dat je hem op de lange termijn vol kan houden. Kijk met je dagboek in welke situaties en op welke eetmomenten het wel wat minder zou mogen en welke gewoonte je daarin kan veranderen. Begin met een makkelijke verandering. Met kleine stappen hou je het makkelijker vol. Helemaal gewend aan je nieuwe gewoonte? Neem dan een nieuwe stap.

SNEL INZICHT MET MIJN VOEDINGSCENTRUM

Het Voedingscentrum heeft diverse tools en apps die je eetgedrag inzichtelijk maken. Meld je aan op **www.mijnvoedingscentrum.nl**

Alle apps en tools zijn gratis te gebruiken.
- De Eetmeter is een eetdagboek waarmee je je eetgedrag in beeld brengt. Hiermee hou je bij wat je elke dag eet, weet je hoeveel calorieën en voedingsstoffen je binnen hebt gekregen, of je volgens de Schijf van Vijf eet, én krijg je tips om je eetpatroon te verbeteren.

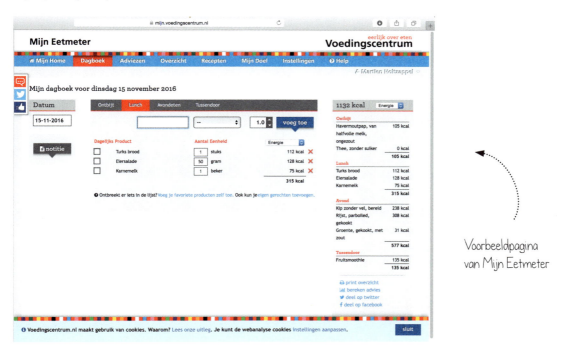

Voorbeeldpagina van Mijn Eetmeter

ANDERE HANDIGE TOOLS BINNEN MIJN VOEDINGSCENTRUM:
- Caloriechecker: check snel hoeveel calorieën er in een product zitten.
- Mijn Doel: ontdek wat jouw snack-valkuilen zijn en stel een doel om snackgewoonten te veranderen.
- Mijn BMI: hou je gewichtsverloop en BMI bij in een grafiek.
- Mijn Beweging: hoeveel calorieën verbruik je bij sporten en bewegen en ben je actief genoeg voor je gezondheid?

HOE MAAK JE GOEDE VOORNEMENS?

Een voornemen volhouden is geen kwestie van motivatie alleen. Natuurlijk, je moet het wel willen. Maar een realistisch en goed gekozen voornemen maakt het haalbaar. Zorg dat je een kleine stap bedenkt die je ook echt kan volhouden.

MAAK HET CONCREET

Wat wil je precies veranderen en wanneer ga je dit doen? 'Meer fruit eten' is bijvoorbeeld nog vrij vaag. Maak het helderder voor jezelf door een tijdstip of situatie te kiezen en een precieze handeling. Om je voornemen concreet te maken, kun je een 'als-dan' plan maken. Als situatie X zich voordoet, dan doe ik Y. Een voorbeeld hiervan is: 'Als ik om 10:00 uur pauze heb op mijn werk, dan eet ik een stuk fruit'. Zo leer je jezelf een nieuwe gezonde gewoonte aan.

ONGEZONDE GEWOONTE VERANDEREN

Misschien wil je liever een slechte gewoonte veranderen, bijvoorbeeld minder koekjes of chips eten. Stel jezelf dan de vraag: waarom heb ik deze gewoonte? Bekijk goed wat ervoor zorgt dat je telkens maar weer naar deze snacks grijpt. Kijk wat de belangrijkste aanleiding is. Doe je dat bijvoorbeeld steeds omdat je zin hebt in iets lekkers, of omdat je je rot voelt of verveelt?

Bedenk of het er ook mee te maken heeft met wie je bent, wat je doet en waar je bent. Steekt je ongezonde gewoonte bijvoorbeeld altijd de kop op wanneer je met vrienden bent of juist wanneer je alleen bent? En is het bijvoorbeeld tijdens werk, of juist als je 's avonds tv kijkt? En is het bijvoorbeeld op het station of thuis?

Hoe scherper je de belangrijkste aanleiding en die 'wie', 'wat', 'waar' van jouw gewoonte in beeld hebt, hoe beter je een voornemen kunt maken.

SCHRIJF HET VOLGENDE OP EEN BRIEFJE:

'Als…, dan…'
Vul jouw belangrijkste aanleiding in na 'Als'. Dit kun je zo nodig aanvullen met die 'wie', 'wat', 'waar' informatie. Schrijf achter 'dan' wat je voortaan gaat doen in die situatie. Je kunt je voornemen om dan iets gezonds te eten, minder te eten of juist iets te doen wat helemaal niets met eten te maken heeft.

> **VOORBEELD**
> -'Als ik zin heb in iets lekkers (aanleiding) wanneer ik alleen (wie) thuis (waar) ben en tv kijk (wat), dan eet ik een stuk fruit.'

Maak je voornemen actief. Dus niet: 'Als ik me rot voel, dan neem ik géén chocola'. Dan weet je namelijk nog niet wat je wél gaat doen. Omschrijf het dan zo: 'Als ik me rot voel, dan neem ik een stuk fruit'.

KLAAR?

Tevreden met je nieuwe voornemen? Herhaal je voornemen een aantal keer hardop voor jezelf. En oefen het voornemen in je hoofd. Stel je de situatie voor waarin je jouw oplossing gaat uitvoeren. Waar ben je? En met wie? Door het zo letterlijk voor te stellen, is de kans groter dat je het in de praktijk ook gaat uitvoeren.

Schrijf je voornemen op en zorg dat je hem elke dag even ziet. Zet de tekst als bureaublad op je computer, of plak een briefje op je koelkast, kalender of spiegel. Zo denk je er elke dag even aan. Hou je je plan al een paar weken vol? En hoef je er nauwelijks moeite meer voor te doen? Neem dan een volgende stap.

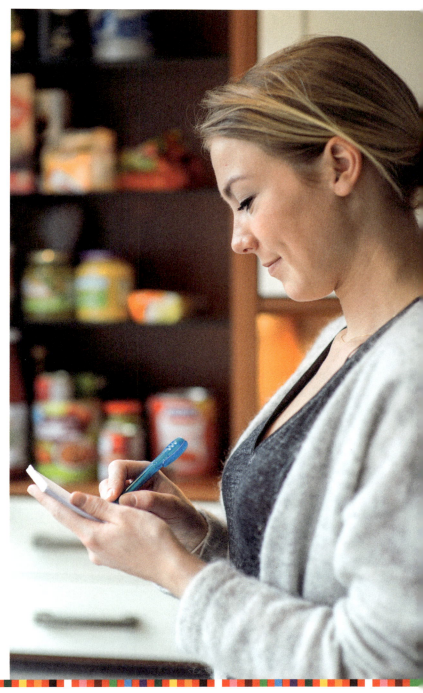

HOE KRIJG JE STEUN VAN VRIENDEN EN FAMILIE?

Samen eten en drinken is gezellig. Dat maakt het lastig om een taartje te weigeren op een verjaardag of geen zoutjes te pakken, terwijl de rest dat wel doet. En misschien is niet iedereen in je omgeving behulpzaam en begripvol. Ze vinden je 'ongezellig' of 'helemaal niet te dik' en begrijpen niet waar je je druk over maakt. Wees daarom duidelijk en vastbesloten. Jij doet iets voor je gezondheid. Een opmerking terugkaatsen met een grapje kan helpen om het luchtig te houden.

Het is natuurlijk fijn wanneer vrienden en familie je helpen. Vraag hulp aan die mensen waarvan je weet dat ze je zullen steunen. Deze hulp kan extra voordelen bieden:

- Mensen passen zich aan jouw eetpatroon aan. Ze houden rekening met jouw wensen en halen geen calorierijke snacks voor je.
- Mensen letten extra op of je al afgevallen bent en zullen je eerder complimenten geven.
- Je kunt samen meer gaan bewegen. Maak daarover afspraken met elkaar.
- Bij een verjaardag of een etentje wordt je geen eten opgedrongen.

Als je vooraf bedenkt hoe je gaat reageren als iemand toch iets aanbiedt, dan voorkom je dat je toch per ongeluk 'ja' zegt op iets wat je niet wilt. Je zou bijvoorbeeld alvast kunnen bedenken dat je wel een half puntje van die zelfgebakken taart wilt, of dat je vandaag even overslaat. Het is niet nodig om je te verantwoorden of te verontschuldigen.

VALLEN EN WEER OPSTAAN

Het is lastig om dag in dag uit alle adviezen op te volgen. Vergeet dus niet een beetje mild te zijn voor jezelf. Mocht je een keer buiten je boekje gaan door toch een gebakje te eten, denk dan niet 'Nu heb ik het toch al niet goed gedaan, dus kan ik net zo goed nog meer eten.'

Psychologen noemen dit het 'What the Hell effect': als je eenmaal buiten je boekje gaat, dan laat je meteen alle teugels vieren. Dat is niet logisch, want als je na dat gebakje weer je nieuwe, goede eetpatroon had voortgezet, had je veel minder calorieën binnengekregen.

Bedenk dat iedereen weleens een steekje laat vallen, maar dat je meteen weer de gezonde

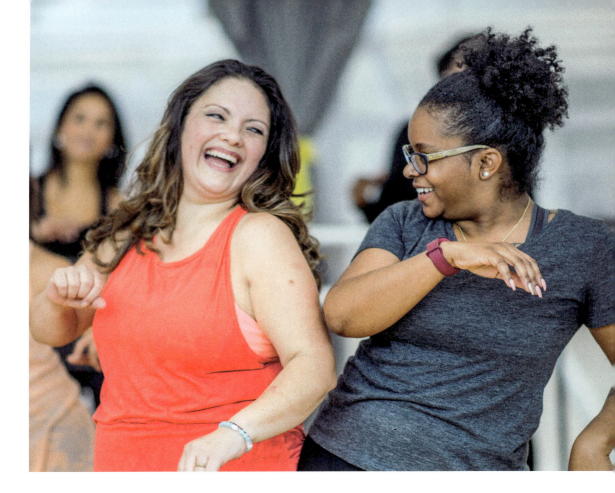

draad kunt oppakken. Een nieuw eetpatroon aanleren gaat nu eenmaal met vallen en opstaan. Dus raap jezelf weer bij elkaar en ga verder, want met een beter gewicht doe je jezelf een groot plezier.

Valt het aantal verloren kilo's een keer tegen? Geen paniek, gewoon doorgaan met afvallen totdat je je streefgewicht hebt bereikt. Vooral tegen het einde wordt het lastiger. Dat komt omdat je in het begin nog veel vocht verliest. Bovendien heeft een lichter lichaam minder energie nodig dan een zwaar lichaam. Daardoor gaat het afvallen wat langzamer. Geef niet op. Langzaam maar zeker kom je toch bij je streefgewicht.

GEEF JEZELF COMPLIMENTEN

Ben je wat afgevallen? Een hele prestatie. Wees niet te zuinig met complimentjes en schouderklopjes voor jezelf, geef ze telkens als er weer iets goed gaat. En dat mogen ook kleine triomfen zijn. De supermarkt verlaten zonder onzinboodschappen, hoera! Een gezonde, zelfgemaakte maaltijd op tafel gezet, top! De droppot op het werk genegeerd, goed bezig!

Dat je zo goed voor jezelf zorgt, dat is al prettig en daar hoort natuurlijk uiteindelijk de beloning bij van een gezond en fit lichaam. Maar je kunt jezelf tussendoor nog extra belonen met iets leuks. Dat kan van alles zijn: een bioscoopavondje, een tijdschrift, een avond voor jezelf of nieuwe sportkleren. Verzin het maar.

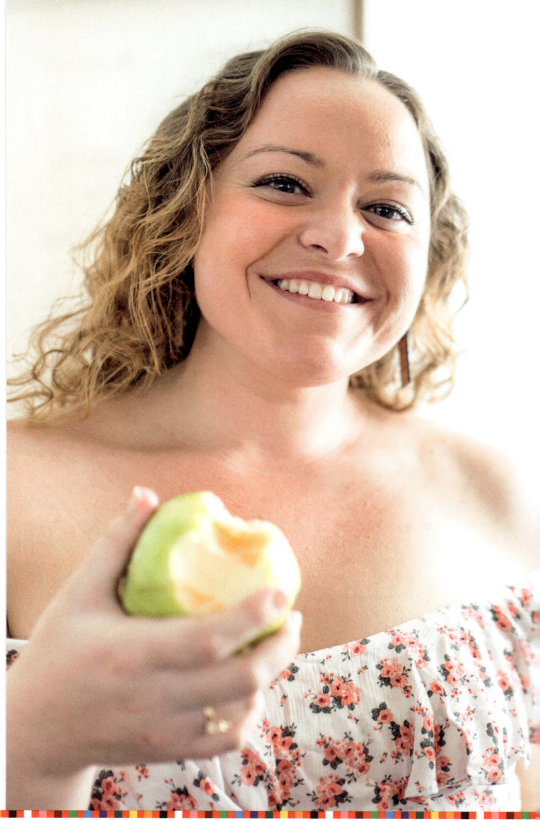

SLA GEEN MAALTIJDEN OVER.
Door regelmatig te eten geef je hongergevoel minder ruimte en krijg je minder de neiging om te snacken. Dat betekent dat je verdeeld over de dag drie hoofdmaaltijden eet: het ontbijt, de lunch en het avondeten. Tussendoortjes zijn niet nodig, maar als je toch iets tussendoor wil eten, dan zijn fruit of snackgroenten een goed idee. Hierin zitten veel vezels voor een verzadigd gevoel, maar in verhouding weinig calorieën.

FASE 2: GEZONDER EN MINDER ETEN, MEER BEWEGEN

Gezond eten is altijd belangrijk, maar al helemaal als je aan het afvallen bent. Afvallen betekent minder calorieën binnenkrijgen dan je gewend was, maar als je zorgt voor genoeg goede voedingsmiddelen dan ga je je niet hongerig en slap voelen.

Normaal gesproken hebben gezonde mannen gemiddeld 2.500 kilocalorieën per dag nodig, vrouwen 2.000. Voor mensen die te zwaar zijn, is gezonder eten volgens de Schijf van Vijf met het normale aantal calorieën soms al genoeg om af te vallen. Als dat niet voldoende is om af te vallen, kun je overstappen naar een energiebeperkt dieet. Dat kun je doen door uit te gaan van 1.800 kilocalorieën per dag voor mannen en 1.500 voor vrouwen. Als voorbeeld daarvan vind je dagmenu's op pagina 40 t/m 43.

AANTAL CALORIEËN (KCAL) PER DAG	NORMAAL	ENERGIEBEPERKT DIEET
Man (volwassenen)	2.500	1.800
Vrouw (volwassenen)	2.000	1.500

Dit is een richtlijn. Sommige mensen zullen hier snel mee afvallen, anderen wat langzamer. Dat ligt er maar net aan hoe je gebouwd bent, wat je gewicht is en hoeveel je beweegt. Probeer ongeveer 0,5 tot 1 kilo af te vallen per week. Gaat het te snel of te langzaam, pas dan je dieet weer wat aan.

HOE KIES JE GEZONDER?
De Schijf van Vijf is de basis voor een gezond eetpatroon, ook als je wilt afvallen.
Kort gezegd betekent eten volgens de Schijf van Vijf:
- Dagelijks de juiste hoeveelheden uit elk vak eten.
- Variëren binnen de verschillende groepen voedingsmiddelen.
- Het eten van producten buiten de Schijf van Vijf beperken.

Eten en drinken leveren energie. Als je wilt afvallen, kun je het beste de ongezondere producten met veel verzadigd vet en toegevoegd suiker, en alcohol laten staan.
Als je volgens de Schijf van Vijf eet, dan eet je hier vanzelf minder van.

BEN JE IEMAND DIE ZONDER HET TE MERKEN FLINK WAT EET?

Zorg dan dat je niet afgeleid wordt tijdens het eten. Even weg van je computer of televisie en in alle rust je tussendoortje of maaltijd eten. Schep één keer op en laat de pan niet op tafel staan, zodat je niet verleid wordt om meer op te scheppen. Wanneer je van tevoren een inschatting maakt van hoeveel eten iedereen nodig heeft, heb je precies genoeg en eet niemand te veel. Probeer bewuster te eten door iedere hap goed te proeven, en tijdens het eten te letten op gevoelens van verzadiging.

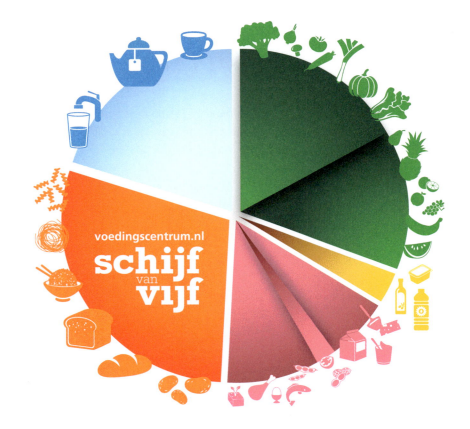

- Maak binnen de Schijf van Vijf slimme keuzes. Zo kun je extra calorieën besparen en toch gezond blijven eten: kies uit elk vak zoveel mogelijk de producten met minder calorieën. De Caloriechecker helpt je kiezen: www.voedingscentrum.nl/caloriechecker
- Hou de ondergrens van de aanbevolen hoeveelheid aan, dus als jouw aanbeveling 3 tot 4 boterhammen is, eet er dan 3.
- Eet zo min mogelijk producten die niet in de Schijf van Vijf staan, zoals sauzen, zoet broodbeleg, zoete toetjes, snacks en snoep. En kies, wanneer je toch iets neemt, ook daar voor de minst calorierijke opties.

JOUW SCHIJF VAN VIJF
Hoeveel heb jij elke dag nodig?

In de tabel hieronder zie je hoeveel je nodig hebt van de verschillende producten uit de Schijf van Vijf. Er is bij de aanbeveling rekening gehouden met kleine en grote eters door richtlijnen voor een minimum en maximum hoeveelheid aan te geven. Tijdens het afvallen is het beter om zo dicht mogelijk bij het minimum te blijven.

Aanbevolen dagelijkse hoeveelheden voor volwassenen	19-50 jaar man	19-50 jaar vrouw	51-69 jaar man	51-69 jaar vrouw	70 jaar en ouder man	70 jaar en ouder vrouw
gram groente	250	250	250	250	250	250
porties fruit	2	2	2	2	2	2
bruine of volkoren boterhammen	6-8	4-5	6-7	3-4	4-6	3-4
opscheplepels volkoren graanproducten of aardappelen	4-5	4-5	4	3-4	4	3
porties *	1	1	1	1	1	1
gram ongezouten noten	25	25	25	15	15	15
porties zuivel	2-3	2-3	3	3-4	4	4
gram kaas	40	40	40	40	40	40
gram smeer- en bereidingsvetten	65	40	65	40	55	35
liter vocht	1,5-2	1,5-2	1,5-2	1,5-2	1,5-2	1,5-2

* Binnen dit vak is variëren de boodschap. **Kies elke week** bijvoorbeeld:

gram vis	100	100	100	100	100	100
opscheplepels peulvruchten	2-3	2-3	2-3	2-3	2-3	2-3
gram vlees	max.500	max.500	max. 500	max. 500	max. 500	max. 500
eieren	2-3	2-3	2-3	2-3	2-3	2-3

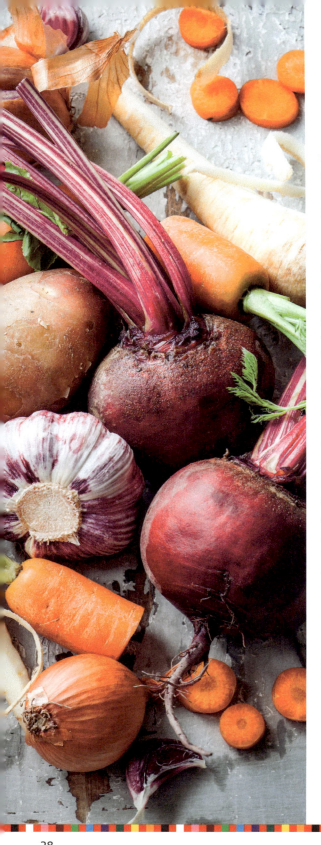

GROENTE EN FRUIT

Groene asperges, paarse aubergine, gele bananen, blauwe bessen: groente en fruit geven onze maaltijden kleur. Elke soort heeft unieke kwaliteiten en smaak.

Nu je een beetje op moet letten, zijn groente en fruit je redder in nood. De aanbeveling is om ten minste 250 gram groente te eten en twee porties fruit. Maar het mag dus ook meer zijn. Dus je kunt gerust je bord volscheppen met groente, bij de lunch nog wat salade eten, groente gebruiken als broodbeleg en tussendoor ook wat tomaatjes eten. In fruit zitten soms meer calorieën, dus daar kun je beter niet mee overdrijven. Maar als je nog geen twee porties at, dan kun je mooi wat snacks inruilen voor deze gezondere optie, of bijvoorbeeld vleeswaren op brood omruilen voor plakjes aardbeien of peer.

Voor zowel groente als fruit geldt: eet ze liever in hun geheel. Sappen en smoothies klinken heel gezond, maar je werkt heel makkelijk veel fruit en groente naar binnen en daarmee ook veel (natuurlijke) suiker. En we weten dat suiker drinken gelinkt is aan overgewicht. Zo zitten in een sinaasappel 61 kilocalorieën, in een longdrinkglas (250 ml) sinaasappelsap 110 kilocalorieën. Hoe snel heb je dat glas leeg en hoeveel tijd kost het je om twee sinaasappels te eten? En hoeveel trek heb je daarna nog?

Waar krijg jij een voller gevoel van?

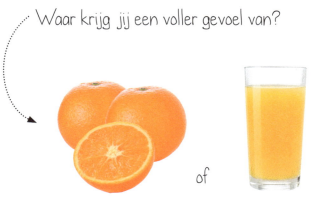

of

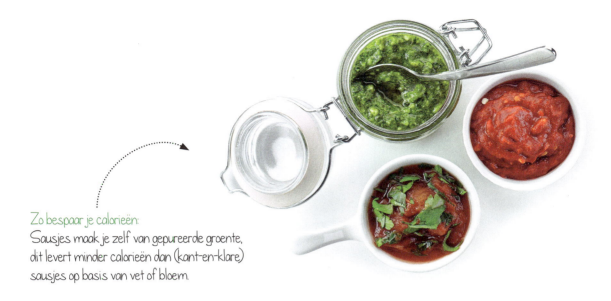

Zo bespaar je calorieën:
Sausjes maak je zelf van gepureerde groente, dit levert minder calorieën dan (kant-en-klare) sausjes op basis van vet of bloem.

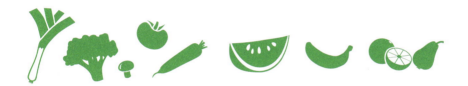

KIES VOORAL PRODUCTEN UIT DE SCHIJF VAN VIJF	NIET IN DE SCHIJF VAN VIJF
▪ Verse groente ▪ Voorgesneden groente ▪ Diepvriesgroente zonder toegevoegd suiker en zout ▪ Groente in blik of glas zonder toegevoegd suiker of zout ▪ Gepureerde groente zonder toegevoegd suiker of zout ▪ Vers fruit ▪ Voorgesneden fruit ▪ Diepvriesfruit zonder toegevoegd suiker ▪ Gedroogd fruit zonder toegevoegd suiker (beperkt, maximaal een handje per dag) ▪ Fruit in blik op sap (beperkt)	▪ Groente in blik of pot met toegevoegd suiker of zout ▪ Groentesap ▪ Groente à la crème ▪ Fruit in blik op siroop ▪ Vruchtensap ▪ Gedroogd fruit met toegevoegd suiker

SMEER- EN BEREIDINGSVETTEN

Groente gebakken in wat zonnebloemolie, olijfolie gesprenkeld over de salade, halvarine op brood, je lichaam heeft deze vetten nodig. Ze zitten vol gezonde vetzuren en vitamines. Hoe zachter het vet, hoe beter.

Harde, verzadigde vetten verhogen het cholesterol. Ze zitten vooral in producten als volle melk, volvette kaas, vet vlees, harde bakvetten, roomboter, chocolade, koek, gebak, snacks en zoutjes. Producten waarvan je sowieso minder moet eten, zeker als je wilt afvallen.

Vervang harde vetten door zachte vetten. Zachte smeervetten, vloeibare bak- en braadproducten en alle soorten olie bestaan vooral uit onverzadigde vetten en die zijn gunstig voor het cholesterolgehalte in je bloed en verminderen de kans op hart- en vaatziekten. Gebruik niet meer dan nodig, vooral als je wilt afvallen, want vet levert relatief veel calorieën.

KIES VOORAL PRODUCTEN UIT DE SCHIJF VAN VIJF	NIET IN DE SCHIJF VAN VIJF
▪ Zachte margarine of halvarine voor op brood ▪ Vloeibare margarine en vloeibaar bak-en-braadvet (light) ▪ De meeste plantaardige oliën, zoals olijfolie en zonnebloemolie	▪ Harde margarine ▪ Hard bak- en braadvet ▪ Hard frituurvet ▪ Roomboter ▪ Kokosvet (kokosolie) ▪ Palmolie

Zo bespaar je calorieën:
Gebruik een maatschepje of een eetlepel om je bereidingsvet af te meten, in plaats van zomaar een scheut uit de fles.

Halvarine en margarine voor op brood staan in de Schijf van Vijf, maar halvarine bevat minder calorieën.

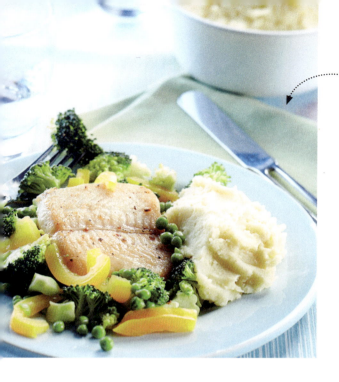

Zo bespaar je calorieën:
Vette vis, zoals zalm is goed voor je gezondheid. Dat kun je één keer per week kiezen. Wil je vaker vis eten? Neem dan de magere vissoorten, zoals kabeljauw, tilapia, en pangasius.

Vis is hartstikke gezond, maar zit vaak in calorierijke producten verwerkt: vissticks, lekkerbekjes of kant-en-klare visschotels. Kies daarom voor onbewerkte vis.

Magere vleessoorten binnen de Schijf van Vijf zijn bijvoorbeeld kipfilet, varkensfilet, biefstuk of runderpoelet.

Paneren en gratineren zorgen voor veel extra calorieën door de toevoeging van bloem, paneermeel of kaas. Doe dit dus liever niet.

VIS, PEULVRUCHTEN, VLEES, EI, NOTEN EN ZUIVEL

Meer plantaardig en minder vlees is goed voor jezelf en het milieu.

Met het eten van vis verlaag je het risico op hart- en vaatziekten. Peulvruchten verlagen je LDL-cholesterol, wat helpt om je bloedvaten gezond te houden. In vlees en ei zitten veel goede voedingsstoffen, zoals ijzer en vitamine B12.

KIES VOORAL PRODUCTEN UIT DE SCHIJF VAN VIJF	NIET IN DE SCHIJF VAN VIJF
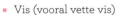 <ul><li>Vis (vooral vette vis)</li><li>Schaal- en schelpdieren</li><li>Peulvruchten, zoals linzen en bruine bonen</li><li>Onbewerkt vlees, zoals kip- en kalkoenfilet, (extra) mager gehakt, biefstuk, magere runder- of varkenslappen, varkenshaas, hamlap en mager lamsvlees</li><li>Eieren</li><li>Tofu en tempé</li><li>Kant-en-klare vegetarische burgers, stukjes of balletjes met niet meer dan 1,1 gram zout per 100 gram</li></ul>	<ul><li>Alle vleeswaren, zoals worst, ham of paté</li><li>Bewerkt vlees, zoals hamburger, worst en gemarineerd vlees</li><li>Vette vleessoorten, zoals speklap, gehakt, spare ribs, lamskotelet en lamskarbonade</li><li>Gedroogde peulvruchten en uit blik of glas zonder toegevoegd suiker met meer dan 0,5 gram zout</li><li>Kant-en-klare vegetarische burgers, stukjes of balletjes met te veel zout</li></ul>

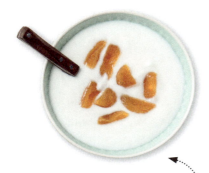

Melk, yoghurt, kwark en kaas, ze zijn populair in Nederland. Halfvolle en magere melk en melkproducten staan in de Schijf van Vijf. En dat is mooi, want met je dagelijkse portie zuivel verklein je het risico op darmkanker. Eet je yoghurt, dan verklein je bovendien de kans op diabetes type 2 (suikerziekte). Daarnaast levert zuivel je onder andere calcium en vitamine B12.

Zo bespaar je calorieën:
Magere kwark, magere yoghurt en magere melk bevatten minder calorieën dan de halfvolle varianten. Kijk bij de ingrediënten of er geen suiker aan is toegevoegd.

KIES VOORAL PRODUCTEN UIT DE SCHIJF VAN VIJF

- Magere en halfvolle melk, karnemelk
- Magere en halfvolle yoghurt
- Magere kwark
- Drinkyoghurt (zonder suiker)
- Sojadrink met toegevoegd vitamine B12 en calcium
- 10+, 20+ of 30+ kaas met niet te veel zout (2,0 gram zout of minder per 100 gram)
- Zuivelspread
- Hüttenkäse
- Mozzarella
- Verse geitenkaas

NIET IN DE SCHIJF VAN VIJF

- Zuivel- en sojadrink met te veel suiker (met meer dan 6 gram suiker per 100 gram)
- Pudding en toetjes met toegevoegd suiker
- Volle melk en volle yoghurt
- Rijstdrink en amandeldrink
- Vla
- Roomijs, softijs en yoghurtijs
- 48+ en 60+ kaas
- Feta
- Crème fraîche, zure- en kookroom
- Slagroom

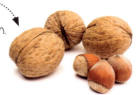

Noten zijn wel calorierijk, maar ook gezond. Ze bevatten veel gezonde vetten en voedingstoffen. In plaats van de aanbevolen 25 gram noten per dag, kun je ook een kleiner handje van 15 gram per dag nemen. En gebruik noten eens om vlees te vervangen, dat is gezond en je bespaart ermee op calorieën uit vlees.

KIES VOORAL PRODUCTEN UIT DE SCHIJF VAN VIJF

- Ongezouten noten en pinda's
- Notenpasta en pindakaas van 100% noten of pinda's

NIET IN DE SCHIJF VAN VIJF

- Gezouten noten
- Borrelnoten
- Noten met chocolade of suiker
- Notenpasta en pindakaas met toegevoegd zout of suiker

BROOD EN GRAANPRODUCTEN

Brood en ontbijtgranen, zoals muesli, zijn goede vezelbronnen. Ze leveren daarnaast koolhydraten voor de nodige energie. Volkorenbrood en graanproducten verkleinen je risico op hart- en vaatziekten, diabetes type 2 en darmkanker.

Broodsoorten zoals volkorenbrood en roggebrood hebben de meeste voedingsvezels. Vezels zijn goed voor de spijsvertering. Brood hoef je niet alleen bij de broodmaaltijd te eten. Als je flinke trek krijgt tussen de maaltijden door, is het beter om een boterham te pakken met beleg uit de Schijf van Vijf, dan een snack.

Aardappelen, volkorenpasta en zilvervliesrijst zijn ook belangrijke leveranciers van vezels. Er wordt vaak gezegd dat het dikmakers zijn, maar dat klopt niet. Het zijn vooral de vette sauzen en jus die je erbij eet, die zorgen voor veel calorieën. Frites en aardappelkroketten vallen ook onder aardappelen, maar je kunt ze beter laten staan. Er zit namelijk veel vet in en dus meer calorieën.

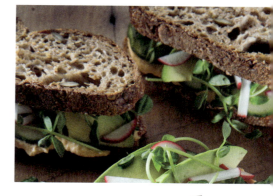

Zo bespaar je calorieën:
Eet een dubbele boterham met enkel beleg. Extra groente ertussen en je hebt een royale sandwich.
Let er bij ontbijtgranen op dat je kiest voor de varianten zonder toegevoegd suiker. Ook in producten die gezond lijken, zit vaak veel suiker.

KIES VOORAL PRODUCTEN UIT DE SCHIJF VAN VIJF	NIET IN DE SCHIJF VAN VIJF
- Volkorenbrood en volkoren bolletjes	- Witbrood
- Bruinbrood en bruine bolletjes	- Wit knäckebröd
- Volkoren knäckebröd	- Beschuit
- Volkoren krentenbrood en volkoren mueslibrood	- Krentenbrood
- Roggebrood	- Croissant
- Havermout, muesli en andere volkoren ontbijtgranen (met 16 gram suiker of minder per 100 gram en zonder toegevoegd zout)	- Ontbijtgranen met te veel suiker, zoals krokante muesli en cornflakes
- Volkoren pasta	- Witte pasta
- Zilvervliesrijst	- Witte rijst
- Volkoren bulgur	- Witte couscous
- Couscous (met meer dan 2,1 gram vezel per 100 gram)	- Kant-en-klare aardappelpuree en aardappelpureepoeder
- Quinoa	
- Aardappel	

FASE 2: GEZONDER EN MINDER ETEN, MEER BEWEGEN

DRANKEN

Suikerhoudende dranken, zoals frisdrank en sappen, zijn een belangrijke oorzaak van overgewicht. Hiermee kun je ongemerkt veel calorieën binnenkrijgen.

Genoeg drinken is wel heel belangrijk. Via de urine worden bijvoorbeeld afbraakstoffen afgevoerd. Drink daarom per dag tenminste 1½ liter. Kraanwater is de ultieme dorstlesser voor afvallers. Nul calorieën en ook nog goedkoop. Thee en koffie zonder suiker, eventueel met magere melk, zijn ook goede opties als je wilt afvallen.

Light-frisdrank staat niet in de Schijf van Vijf omdat het slecht is voor je tanden, maar het is wel minder calorierijk dan normale frisdrank.

KIES VOORAL PRODUCTEN UIT DE SCHIJF VAN VIJF	NIET IN DE SCHIJF VAN VIJF
- Water - Zwarte en groene thee - Kruidenthee (beperkt) - Koffie (beperkt)	- Dranken met suiker, zoals vruchtensap, groentesap, frisdrank, siroop, diksap, gezoete zuiveldrank, sportdrank en energiedrank - Light-frisdrank - Dranken met alcohol - Kookkoffie, koffie uit een cafetière

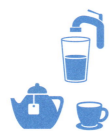

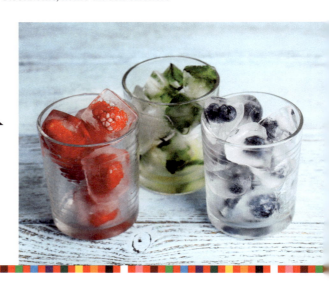

De hipste ijsklontjes
Een warme dag? IJsklontjes met een blaadje munt of basilicum, fruit zoals een framboos, druif of blauwe bes geven je water een bijzonder tintje.

VARIATIETIPS

Hou je wel van frisse smaakjes? Dan valt er ook met deze basisdranken als water, thee en koffie nog genoeg te ontdekken. De mogelijkheden zijn eindeloos. Een paar ideeën:

Fleur water op met muntblaadjes, citroenschijven, een schijfje sinaasappel of een schijfje komkommer. Of maak ijsklontjes met een blaadje munt of basilicum, fruit zoals een framboos, druif of blauwe bes. Doe het ijsklontje in een glas water.

Thee is in veel smaken te koop. Je kan ook losse thee mengen met kruiden, of voorverpakte zakjes thee aanvullen met kaneelstaafjes, citroen of verse munt. Denk ook eens aan Engelse of Chai thee met warme magere melk. Of maak je eigen ijsthee door thee af te koelen en ijsklontjes, vers fruit of kruiden toe te voegen.

Kruiden maken ook je koffie pittiger. Experimenteer met bijvoorbeeld een schepje kruiden in je koffiefilter, zoals kaneel, vanillepoeder, gember, kardemom, nootmuskaat of kruidnagel. De echte fijnproever haalt speciale koffiebonen en maalt deze zelf. Voor warme dagen is ijskoffie ook zo gemaakt: laat wat sterke koffie afkoelen, scheut magere melk erbij en flink wat ijsklontjes.

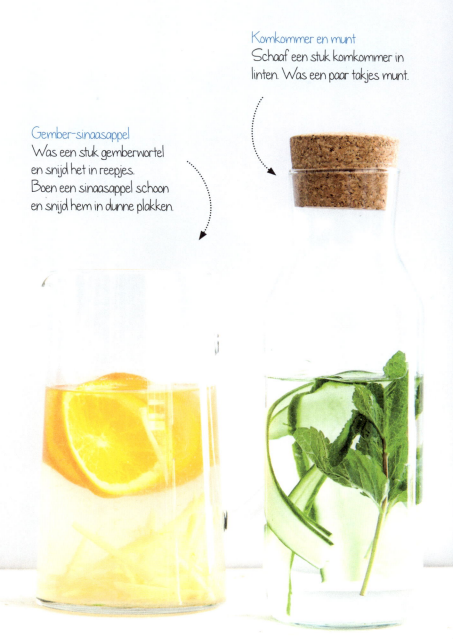

Gember-sinaasappel
Was een stuk gemberwortel en snijd het in reepjes. Boen een sinaasappel schoon en snijd hem in dunne plakken.

Komkommer en munt
Schaaf een stuk komkommer in linten. Was een paar takjes munt.

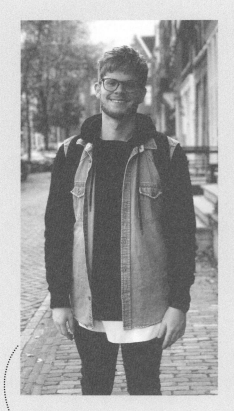

"Het leven is zoveel fijner als je happy met jezelf bent"

Robin Roest (22) had op jonge leeftijd al last van overgewicht. Hij had een voorliefde voor fastfood en at met gemak een zak chips leeg.
De knop ging definitief om na een confronterend bezoek aan de huisarts.

"Ik had als kind al een probleem met eten, maar was me daar niet zo van bewust. Als ik in de auto een uithangbord van een fastfoodketen zag, dan zeurde ik net zo lang bij mijn ouders tot we er heengingen. Maar op een gegeven moment werd ik gewoon echt té zwaar. Mijn ouders hadden al vaker geprobeerd om iets aan mijn gewicht te doen, maar dat lukte steeds niet. Dat kwam ook wel omdat ik vaak stiekem at als zij er niet waren, ik zag de noodzaak om af te vallen nog niet.

Maar op een gegeven moment besloot ik zelf dat het genoeg was. Ik maakte een afspraak met de huisarts om te praten over mijn gewicht. En daar was dan de weegschaal, de dokter vroeg me erop te gaan staan. Ik schrok enorm van wat ik zag: 'Wat 125 kilo!? Ik, als 16-jarige jongen! Dit kan toch niet!' Dat soort gedachten gingen er door me heen.

Vanaf dat moment is er een knop omgegaan, ineens zag ik de noodzaak om af te vallen wel. Het heeft zo'n twee jaar geduurd om mijn eetgewoontes definitief om te gooien. Ik ben veranderd van iemand die al bankhangend chipszakken wegwerkt, naar iemand die de sportschool niet meer uit te slaan is. Ik ben 40 kilo afgevallen door gezond te eten, veel te bewegen en vooral water te drinken in plaats van frisdrank.

De strijd die ik soms met eten ervaar zal misschien nooit verdwijnen. Maar ik ben nu bijna 23 jaar en de kilo's die ik ben verloren zijn er gelukkig niet weer bijgekomen. Mijn nieuwe passie voor voeding en gezondheid heeft ervoor gezorgd dat ik nu derdejaars student Voeding en Diëtetiek ben.

Ik wil andere mensen helpen om ook die knop om te zetten en te kiezen voor een gezonde leefstijl, waarbij genieten nog steeds mogelijk is. Want het leven is zoveel fijner als je happy met jezelf bent."

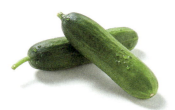

MAG IK TUSSENDOORTJES ALS IK WIL AFVALLEN?

Vaak bevatten producten die niet in de Schijf van Vijf staan veel calorieën. Denk aan snoep, koek, gebak, snacks, of zoet broodbeleg, sauzen, frisdranken en alcoholhoudende dranken. Wie wil afvallen kan deze producten het beste zoveel mogelijk vermijden.

Er zijn veel snacks met wel 300 calorieën zoals een stuk appeltaart of een grote koek. Sommige mensen kunnen zich goed inhouden en alleen een klein stukje chocolade eten, of een klein koekje. Maar voor de meeste mensen is het vaak handiger om zo min mogelijk van dit soort verleidingen in huis te hebben en winkelschappen en situaties met dit soort verleidingen zoveel mogelijk te vermijden.

Ideeën voor gezonde tussendoortjes? Kijk op **www.voedingscentrum.nl/tussendoortje**

GEZONDERE KEUZES UIT DE SCHIJF VAN VIJF	NIET IN DE SCHIJF VAN VIJF
Fruit, snackgroente, ongezouten noten, volkoren boterham of stukjes volkoren stokbrood met zachte geitenkaas, zelfgemaakte hummus zonder zout of hüttenkäse.	Snoep, koek, gebak, zoutjes en chips, chocolade, gefrituurde snacks.
Plakjes banaan, aardbei, appel of peer op de boterham.	Zoet broodbeleg, zoals jam, honing, hagelslag en stroop.
Zelfgemaakte olie-azijndressing met peper en kruiden, citroensap of een dressing van magere of halfvolle yoghurt en kruiden.	Kant-en-klare sladressings.
Saus van gepureerde groente, zoals tomaten, ui en knoflook, of magere yoghurt of magere kwark met kruiden.	Sauzen, zoals vleesjus, ketchup, mayonaise en knoflooksaus.
Waterijs en sorbetijs staan niet in de Schijf van Vijf, maar bevatten wel minder calorieën.	Roomijs, softijs en yoghurtijs.

Ken je onze Kies Ik Gezond? -app al?

Met deze app scan, zoek en vergelijk je eenvoudig producten. In de supermarkt óf thuis op de bank. Je kunt zelf kiezen waar je op wilt letten, bijvoorbeeld op calorieën, koolhydraten of zout. Ga naar voedingscentrum.nl/kiesikgezond of download de app in de App- of Play Store.

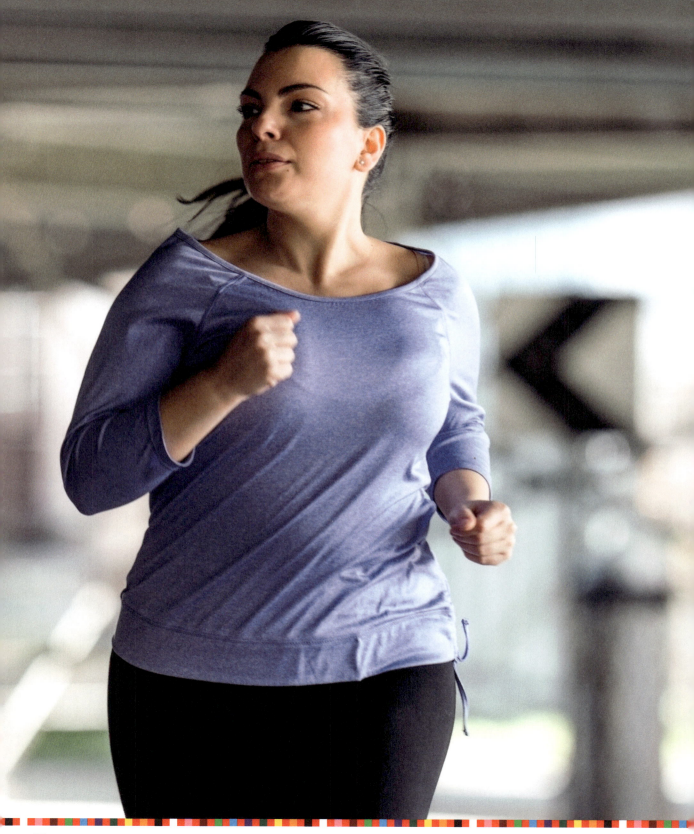

BEWEGEN

Bewegen helpt je fit en gezond te blijven en draagt bij aan je dieet. Hierdoor hou je afvallen beter vol en blijf je na het afvallen beter op gewicht. En hoe meer spierweefsel je kweekt, des te meer calorieën je verbrandt.

Wanneer je afvalt wordt aangeraden om ten minste 60 minuten per dag actief te zijn, liefst op alle dagen van de week. Je kunt dit doen door naar de sportschool te gaan. Kies een sport uit die je leuk vindt, dan kost het je ook geen moeite om ermee door te gaan. Sommige mensen vinden teamsport leuk, anderen gaan graag dansen of misschien is hardlopen meer je favoriete sport.

Maar in feite telt alles mee waar je hart sneller van gaat kloppen. En je hoeft niet een uur aan één stuk te bewegen. Driemaal per dag 20 minuten bewegen kan ook. Bedenk wat je zoal op een dag doet. Waar zou je nog wat meer kunnen bewegen? Als je zorgt dat beweging onderdeel is van de dag, dan kun je het ook niet vergeten of geen zin hebben.

SPORTEN

Door veel te sporten, kan het afvallen misschien even op zich laten wachten. Dat is natuurlijk niet je bedoeling: je wilt graag snel kilo's kwijtraken. Geen zorgen. Je bouwt namelijk meer spierweefsel op en spieren zijn nu eenmaal zwaarder dan vet. Meet ook je buikomtrek. Wordt die kleiner, dan weet je zeker dat je op de goede weg bent. Het goede nieuws is: hoe meer spierweefsel, hoe meer calorieën je verbrandt. Op den duur zal je dus ook gaan afvallen, maar alleen als je daarbij niet meer gaat eten.

Eet iets en drink goed voor en na het sporten. Naarmate je meer traint, kan het zijn dat je vaker trek hebt. Probeer hier niet te vaak aan toe te geven. Zorg dat je zo'n twee uur van tevoren hebt gegeten. Lukt dat niet, zorg dan wel dat je iets hebt gegeten en eet dan de warme maaltijd na het sporten. Drink genoeg rondom het sporten, zodat je niet uitdroogt.

Meer weten over sport en voeding in het algemeen en sporten om af te vallen? Ga naar **www.voedingscentrum.nl/sportenvoeding** voor meer informatie.

ZO BEWEEG JE BIJNA ONGEMERKT MEER:

- Pak vaker de fiets, bijvoorbeeld naar het werk.
- Ga wandelen met collega's in de pauze.
- Loop na het avondeten een flink blokje om.
- Strek na elk uur dat je zittend doorbrengt even de benen en rug.
- Neem de trap in plaats van de lift.

DAGMENU'S

Met onze uitgewerkte dagmenu's, zeven in totaal, kun je aan de slag met afvallen. We gaan bij deze dagmenu's uit van ongeveer 1500 kcal per dag. Dat is een richtlijn waarmee gemiddelde vrouwen kunnen afvallen. Voor gemiddelde mannen, maar ook grotere vrouwen, of mensen die extra veel sporten, is dit mogelijk te weinig. Zij kunnen wat meer eten. Bij de recepten voor het ontbijt, lunch en avondeten staan daarom plusopties waarmee je je menu kunt aanvullen. Blijf je gewicht in de gaten houden. Val je te snel of te langzaam af? Pas dan je dagmenu aan door de plusopties toe te voegen of juist weg te laten.

STEL JE EIGEN MENU SAMEN

Kijk in het voorbeelddagmenu hoe een dag is opgebouwd. Kies uit de recepten iets voor je ontbijt, lunch of avondeten en stel daarmee je eigen dagmenu samen. Let er op dat alle groepen uit de Schijf van Vijf aan bod komen. Noten in je avondmaaltijd? Kies dan iets anders als tussendoortje. Een keer geen fruit tussendoor? Neem dan een stuk fruit als dessert. Al een keer iets met vlees gegeten? Kies dan de volgende dag voor vis of een vegetarische maaltijd.

TUSSENDOOR

Er is ook wat ruimte voor caloriearme dranken en tussendoortjes. Je kunt deze recepten ook een keer gebruiken als voorgerecht of nagerecht. Let er wel op dat je niet te vaak en te veel iets tussendoor neemt. Kies ook hier voor gezondere opties en minder calorieën. Als je eenmaal op gewicht bent heb je meer speelruimte.

DAGMENU 1 ± 1500 KCAL

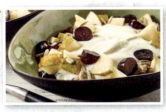

ONTBIJT (275 KCAL)
Yoghurt met peer en blauwe druiven
zie pagina 52

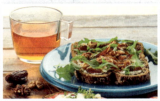

TUSSENDOOR (165 KCAL)
Volkoren boterham met zuivelspread, dadelreepjes, stukjes walnoot en rucola
zie pagina 55

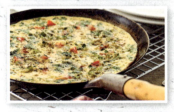

LUNCH (380 KCAL)
Omelet met paprika en tomaat
zie pagina 61

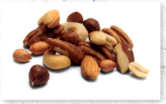

TUSSENDOOR (162 KCAL)
Handje ongezouten noten

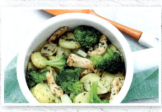

DINER (445 KCAL)
Aardappelschotel met broccoli en kip
zie pagina 96

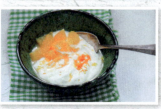

NAGERECHT (75 KCAL)
Vanillekwark met sinaasappel
zie pagina 164

DAGMENU 2 ± 1500 KCAL

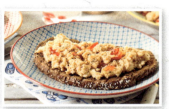

ONTBIJT (240 KCAL)
Roerei met tomaat
op toast
zie pagina 46

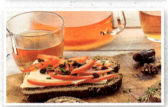

**TUSSENDOOR
(185 KCAL)**
Volkoren boterham met
30+ kaas, paprikareepjes,
rozijnen en bieslook
zie pagina 54

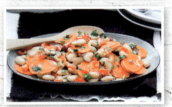

LUNCH (230 KCAL)
Wortelsalade met
limabonen en
tahindressing
zie pagina 69

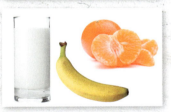

**TUSSENDOOR
(266 KCAL)**
Beker halfvolle melk
(250 ml) en 1 mandarijn
en 1 banaan.

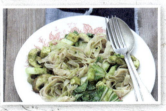

DINER (505 KCAL)
Thaise mie met padden-
stoelen en tofu
zie pagina 137

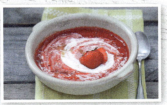

**NAGERECHT
(75 KCAL)**
Aardbeiensoep met
gember
zie pagina 167

DAGMENU 3 ± 1500 KCAL

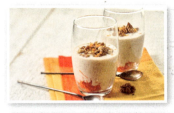

ONTBIJT (260 KCAL)
Overnight oats met wortel
en walnoten
zie pagina 51

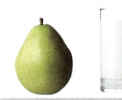

**TUSSENDOOR
(144 KCAL)**
1 peer en een glas
karnemelk (150 ml)

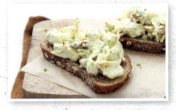

LUNCH (430 KCAL)
Kipsalade met
kerriedressing
zie pagina 58

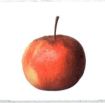

**TUSSENDOOR
(81 KCAL)**
1 appel

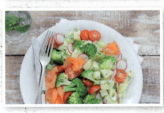

DINER (505 KCAL)
Maaltijdsalade met zalm
en groente
zie pagina 87

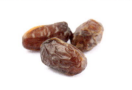

**TUSSENDOOR
(76 KCAL)**
4 gedroogde dadels

DAGMENU 4 ± 1500 KCAL

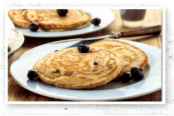

ONTBIJT (295 KCAL)
American pancakes met blauwe bessen
zie pagina 49

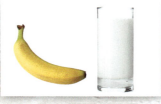

TUSSENDOOR (193 KCAL)
1 banaan en een glas halfvolle melk (150 ml)

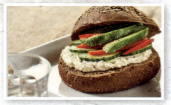

LUNCH (240 KCAL)
Broodje met avocado met paprikareepjes
zie pagina 62

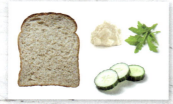

TUSSENDOOR (110 KCAL)
Volkoren boterham met hüttenkäse, komkommer en rucola

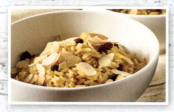

DINER (505 KCAL)
Perzische rijst met amandelen
zie pagina 108

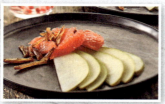

NAGERECHT (150 KCAL)
Grapefruitsalade met peer en dadels. Vul eventueel aan met een schaaltje halfvolle yoghurt (150 ml) zie pagina 171

DAGMENU 5 ± 1500 KCAL

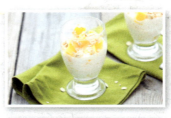

ONTBIJT (240 KCAL)
Yoghurt met mango en muesli
zie pagina 48

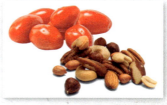

TUSSENDOOR (192 KCAL)
Handje ongezouten noten
Snackgroente (100 gram)

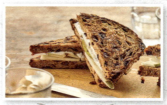

LUNCH (329 KCAL)
Krentenbrood tosti met geitenkaas en vul aan met een glas halfvolle melk (150 ml) zie pagina 74

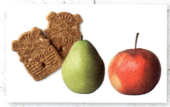

TUSSENDOOR (246 KCAL)
2 speculaasjes, 1 appel en 1 peer

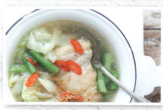

DINER (450 KCAL)
Balinese groentesoep
zie pagina 88

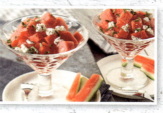

NAGERECHT (65 KCAL)
Watermeloen met munt
zie pagina 168

DAGMENU 6 ± 1500 KCAL

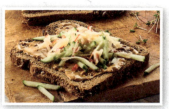

ONTBIJT (296 KCAL)
2 volkoren boterhammen met 100% pindakaas, komkommerreepjes en geraspte appel
zie pagina 54

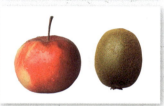

TUSSENDOOR (132 KCAL)
1 appel en 1 kiwi

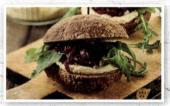

LUNCH (375 KCAL)
Broodje hummus met rode bietjes en rucola
zie pagina 66

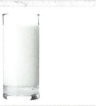

TUSSENDOOR (45 KCAL)
Glas karnemelk (150 ml)

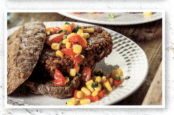

DINER (480 KCAL)
Zwarte bonenburgers met maïssalade
zie pagina 95

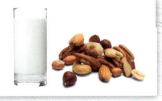

TUSSENDOOR (150 KCAL)
1 glas halfvolle melk (150 ml), 1/2 handje ongezouten noten

DAGMENU 7 ± 1500 KCAL

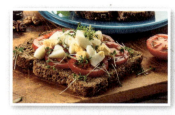

ONTBIJT (300 KCAL)
2 volkoren boterhammen met gekookt ei
zie pagina 54

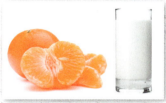

TUSSENDOOR (96 KCAL)
1 mandarijn en een glas halfvolle melk (150 ml)

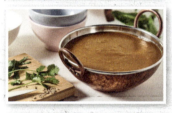

LUNCH (315 KCAL)
Gekruide linzensoep
zie pagina 65

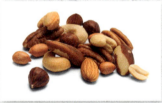

TUSSENDOOR (162 KCAL)
Handje ongezouten noten

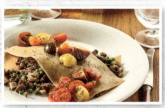

DINER (490 KCAL)
Ravioli aperti
zie pagina 123

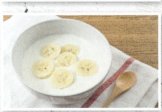

NAGERECHT (137 KCAL)
Schaaltje halfvolle yoghurt (150 ml) met een halve banaan in plakjes

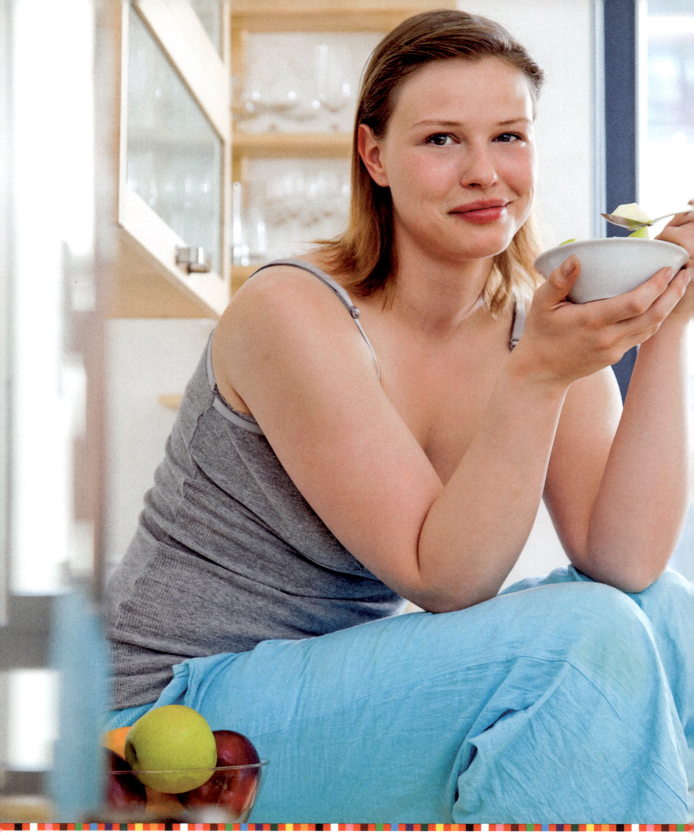

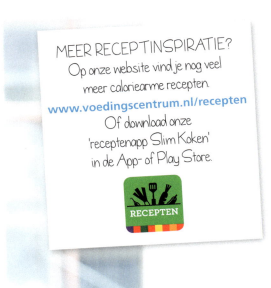

MEER RECEPTINSPIRATIE?
Op onze website vind je nog veel meer caloriearme recepten.
www.voedingscentrum.nl/recepten
Of download onze 'receptenapp Slim Koken' in de App- of Play Store.

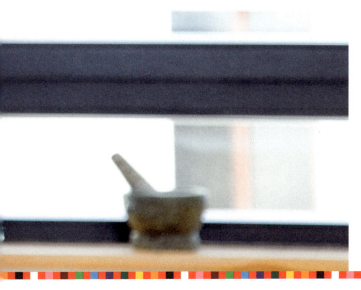

ONTBIJT

Je begint de dag goed met een gezond ontbijt. Je spijsvertering komt op gang en de kans is kleiner dat je voor de lunch veel trek krijgt. Op de volgende pagina's vind je ter inspiratie vijf heerlijke ontbijtrecepten met minder dan 300 kilocalorieën.
En op pagina 54 staan ideeën voor een heerlijk belegde boterham.

ROEREI MET TOMAAT OP TOAST

Voor 2 personen

1 tomaat

3 eieren

2 eetlepels halfvolle melk

1 eetlepel olie

¼ theelepel gemalen komijn

peper

2 sneetjes volkorenbrood

1. Was de tomaat en snijd hem in kleine blokjes.
2. Breek de eieren in een kom en klop ze los met de melk.
3. Verhit de olie in de pan en bak de tomatenblokjes een paar minuten.
4. Zet het vuur wat lager en voeg de eieren toe.
5. Schep het mengsel met een houten lepel steeds van buiten naar het midden van de pan.
6. Het ei is klaar als het gestold is maar nog wel wat vochtig.
7. Breng op smaak met komijn en peper.
8. Rooster de sneetjes brood en verdeel het ei erover.

Voedingswaarde per persoon: 240 kcal, 15 g vet, waarvan 3 g verzadigd vet, 15 g koolhydraten, waarvan 2 g suikers, 3 g vezel, 15 g eiwit, 0,7 g zout
+Plusoptie per persoon: voeg een volkoren boterham toe
(+ 82 kcal = 322 kcal totaal)

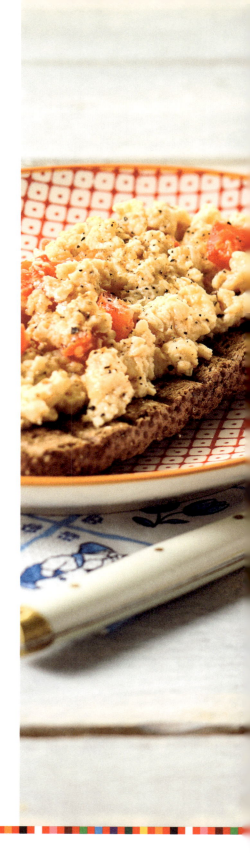

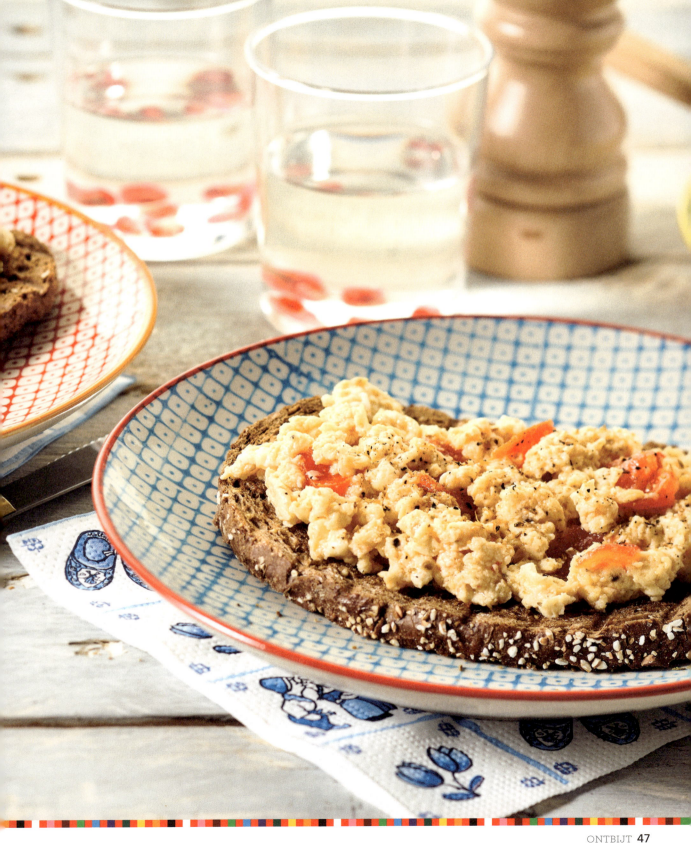

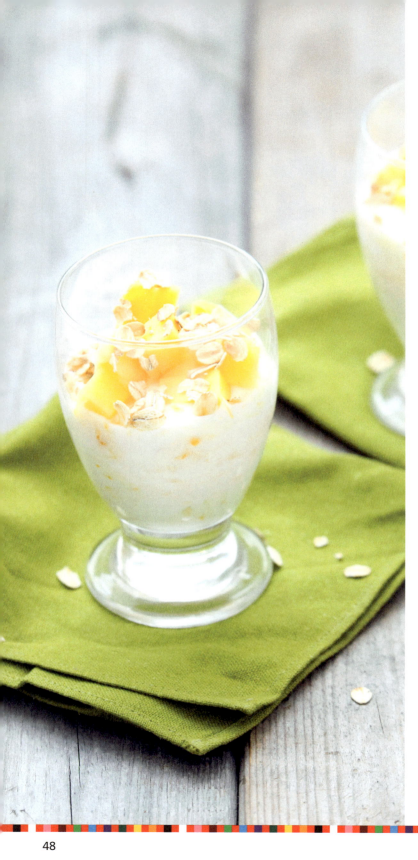

YOGHURT MET MANGO EN MUESLI

Voor 2 personen

4 eetlepels muesli zonder suiker
½ mango
eetlepel abrikozenjam zonder suiker
400 ml halfvolle yoghurt

1. Bak de muesli in een droge koekenpan krokant.
2. Schil de mango en snijd het vruchtvlees van de pit.
3. Roer de jam en de helft van de mango door de yoghurt. Verdeel dit over 2 glazen en verdeel de rest van de mango erover.
4. Strooi de muesli erover.

Voedingswaarde per persoon: 240 kcal, 4 g vet, waarvan 2 g verzadigd vet, 35 g koolhydraten, waarvan 24 g suikers, 3 g vezel, 10 g eiwit, 0,3 g zout
+Plusoptie per persoon: voeg 100 ml halfvolle yoghurt toe (+ 100 kcal = 340 kcal totaal)

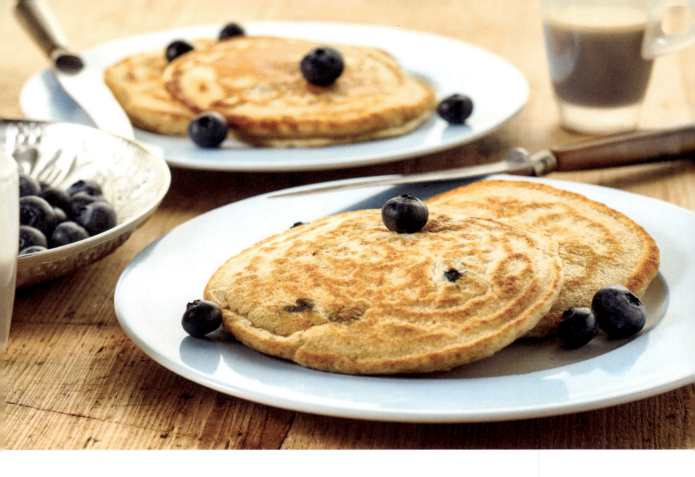

AMERICAN PANCAKES MET BLAUWE BESSEN

Voor 2 personen

1 ei
45 gram volkorenmeel
45 gram zelfrijzend bakmeel
½ theelepel bakpoeder
100 ml halfvolle melk
2 eetlepels vloeibare margarine
50 gram blauwe bessen

1. Breek het ei in een kom en klop het los met een garde of mixer.
2. Voeg het volkorenmeel, het zelfrijzend bakmeel, het bakpoeder en de melk toe en mix tot een glad beslag.
3. Verwarm een eetlepel margarine in een koekenpan.
4. Giet twee hoopjes beslag in de koekenpan en bak ze 2 minuten aan elke kant.
5. Bak de rest van het beslag.
6. Was de blauwe bessen en verdeel ze over de pannenkoekjes.

Voedingswaarde per persoon: 295 kcal, 10 g vet, waarvan 2 g verzadigd vet, 35 g koolhydraten, waarvan 6 g suikers, 4 g vezel, 10 g eiwit, 0,5 g zout
+Plusoptie per persoon: voeg een halve banaan in plakjes en een theelepel honing toe (+ 80 kcal = 375 kcal totaal)

FRUIT VAN HET SEIZOEN

Elk seizoen brengt zijn eigen fruit voort. Volg je de seizoenen, dan eet je jaarrond steeds iets anders, meestal voor een zacht prijsje. Op milieucentraal.nl vind je welke soorten fruit op dit moment het milieu het minste belasten.

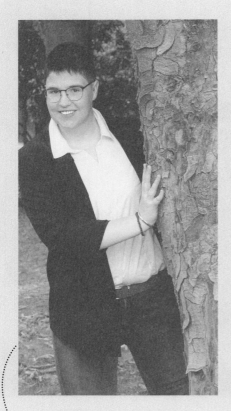

"De eerste dagen schrok ik van wat ik altijd gegeten had"

Ashley Lohse (20 jaar) had al meerdere afvalpogingen gedaan voordat ze bij het Voedingscentrum uitkwam. Ze verzamelde informatie, zette het online eetdagboek de Eetmeter op haar telefoon en ze ging ervoor.

"De eerste dagen schrok ik van wat ik altijd gegeten had. Toen ik zag dat één croissant al 161 calorieën bevat, begon ik wel even te zweten. Ik kon er achterelkaar vier van eten. Daar moest écht verandering in komen. De eerste dagen waren niet makkelijk. Ik had steeds zin om te snacken, maar ik deed het niet en zette door. Na een paar dagen raakte ik gewend aan het idee, en ik vulde braaf mijn Eetmeter in. Ik begon eigenlijk steeds meer te zien dat 1.500 kcal met energiebeperkte voeding nog steeds best veel is.

Maar toen kwam de eerste grote uitdaging: een feestje! Ik besloot om mezelf een stukje taart te gunnen. Aan het einde van de avond maakte ik de 'schade' op: één stukje taart, één handje zoutjes en twee chocolaatjes. Ik was trots op het feit dat ik mezelf had kunnen beheersen en vanaf dat moment was de knop om: ik ging voor een gezond eetpatroon.

Maar als echt ijsmonster kon ik niet zonder ijs. Ik ging op zoek naar calorie-arm ijs en na twee dagen zoeken had ik het: heerlijk citroenijs met weinig calorieën. Zo maakte ik mijn dieet leuk, als ik iets wat ik vroeger lekker vond miste, zocht ik naar een caloriebewuste variant.

Na een aantal weken vlogen de kilo's eraf. Ik tikte de 5 kilo aan, 10 kilo, 15 kilo, 20 kilo en tenslotte vele weken verder de 50 kilo. Mijn kleren leken ineens wel vuilniszakken, alles was veel te groot. Ik ben blij dat ik met deze reis ben gestart, en niet bij de eerste beste drempel heb opgegeven. En het mooiste van alles is, dat ik in eigen beheer een boek heb uitgebracht over mijn ervaringen met afvallen. Hopelijk kan ik zo anderen inspireren om ook af te vallen."

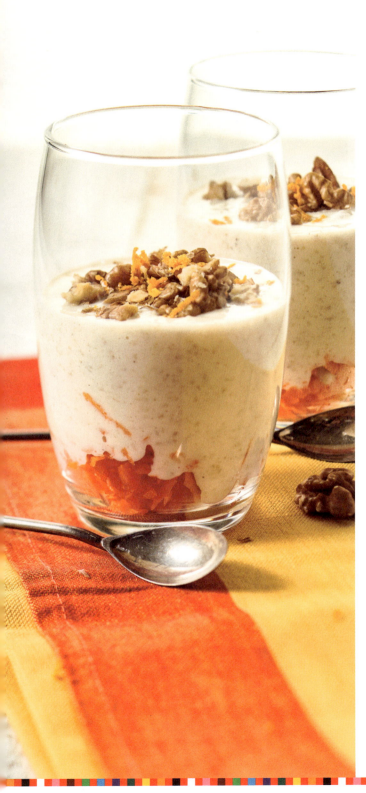

OVERNIGHT OATS MET WORTEL EN WALNOTEN

Voor 2 personen

50 gram wortel (2 bospenen of een stuk winterwortel)
300 ml halfvolle melk
60 gram havermout
kaneel
stukje sinaasappelschil
6 halve walnoten

1. Was de wortel en rasp het stuk met een fijne rasp.
2. Verdeel de wortel over twee glazen.
3. Voeg per glas 150 ml melk en 30 gram havermout toe.
4. Breng op smaak met een snufje kaneel.
5. Voeg een klein beetje geraspte of heel fijn gesneden sinaasappelschil toe.
6. Dek de glazen af en laat ze een nacht (ongeveer 8 uur) in de koelkast staan.
7. Versier de oats de volgende dag met stukjes walnoot.

Voedingswaarde per persoon: 260 kcal, 10 g vet, waarvan 3 g verzadigd vet, 30 g koolhydraten, waarvan 9 g suikers, 3 g vezel, 10 g eiwit, 0,2 g zout
+*Plusoptie per persoon:* voeg 4 halve walnoten toe
(+ 100 kcal = 360 kcal)

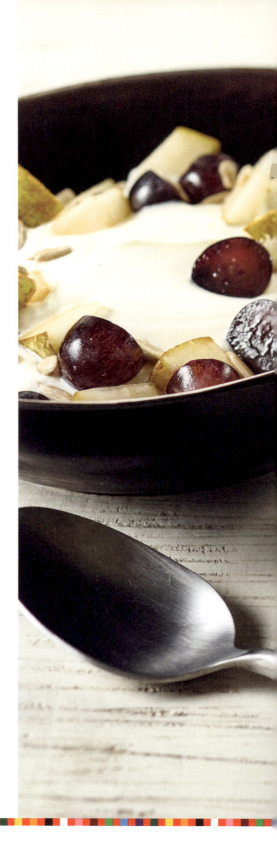

YOGHURT MET PEER EN BLAUWE DRUIVEN

Voor 2 personen

1 peer

trosje blauwe druiven (125 gram)

500 ml Griekse yoghurt 0% vet

1 eetlepel zonnebloempitten

1. Was de peer en snijd hem in kleine blokjes. Verdeel dit over twee kommen.
2. Was de druiven, halveer ze en voeg ze toe aan de kommen.
3. Schenk in elke kom 250 ml yoghurt en strooi de zonnebloempitten erover.

Voedingswaarde per persoon: 275 kcal, 8 g vet, waarvan 3 g verzadigd vet, 35 g koolhydraten, waarvan 31 g suikers, 4 g vezel, 10 g eiwit, 0,3 g zout
+Plusoptie per persoon: voeg 100 ml halfvolle yoghurt toe
(+ 100 kcal = 375 kcal totaal)

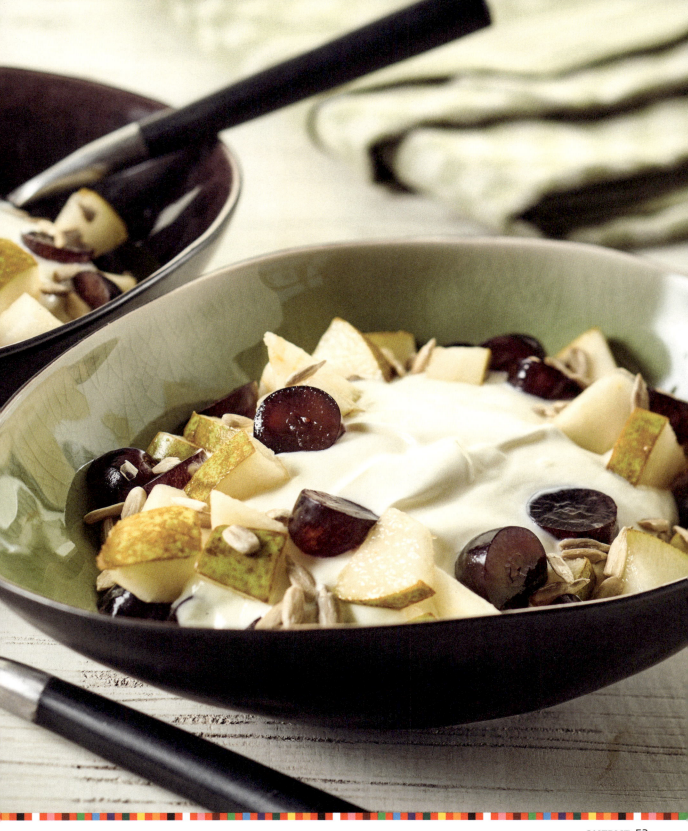

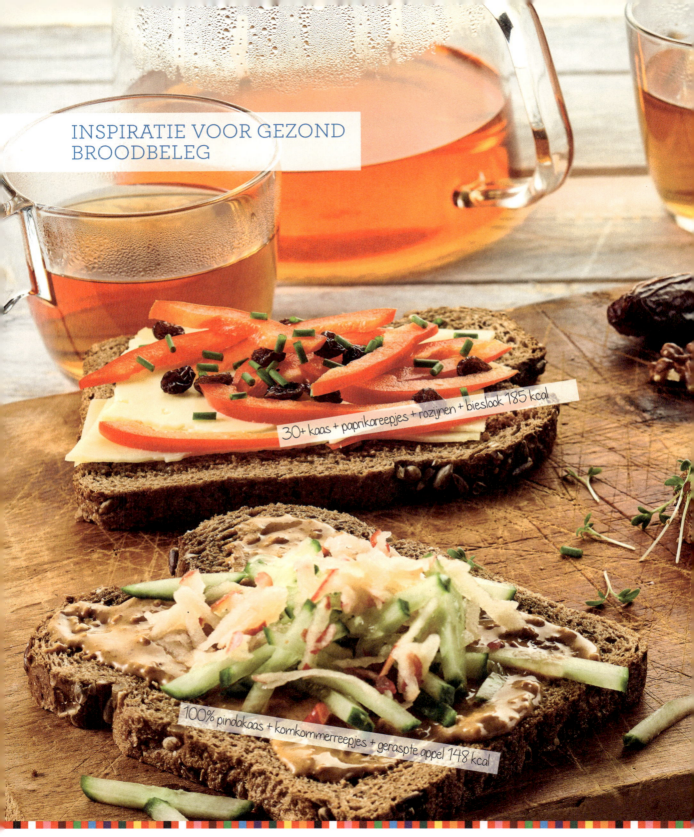

INSPIRATIE VOOR GEZOND BROODBELEG

30+ kaas + paprikareepjes + rozijnen + bieslook 185 kcal

100% pindakaas + komkommerreepjes + geraspte appel 148 kcal

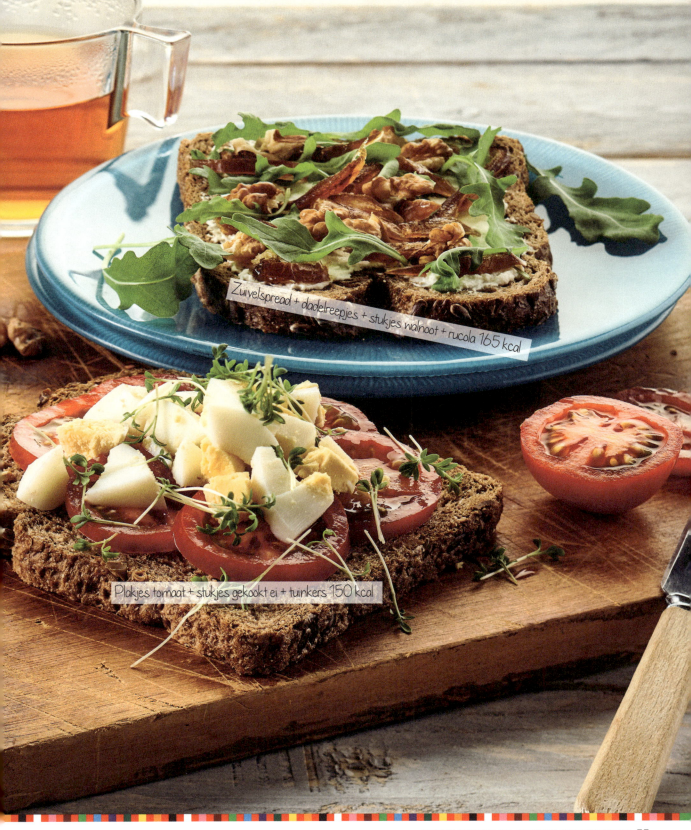

Zuivelspread + dadelreepjes + stukjes walnoot + rucola 165 kcal

Plakjes tomaat + stukjes gekookt ei + tuinkers 150 kcal

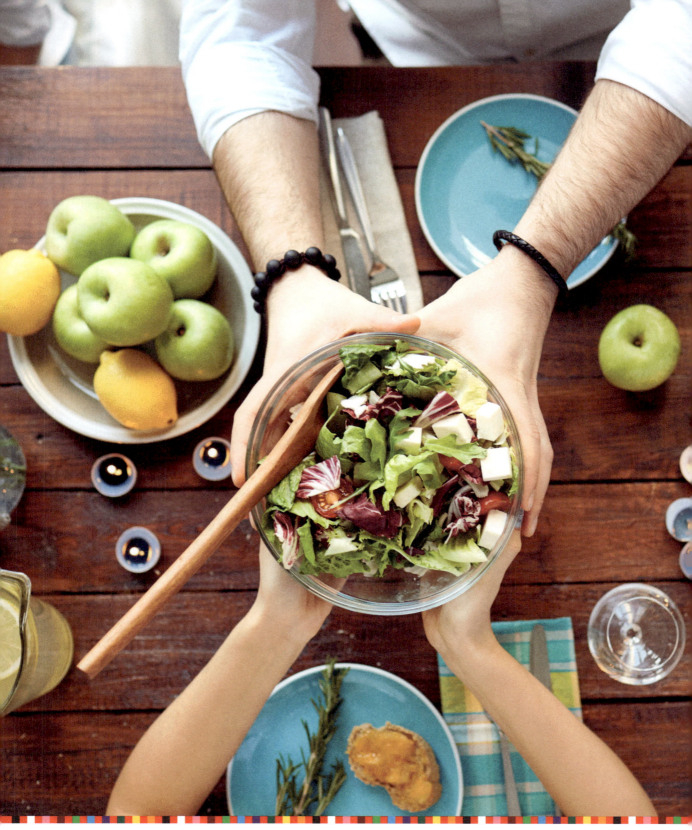

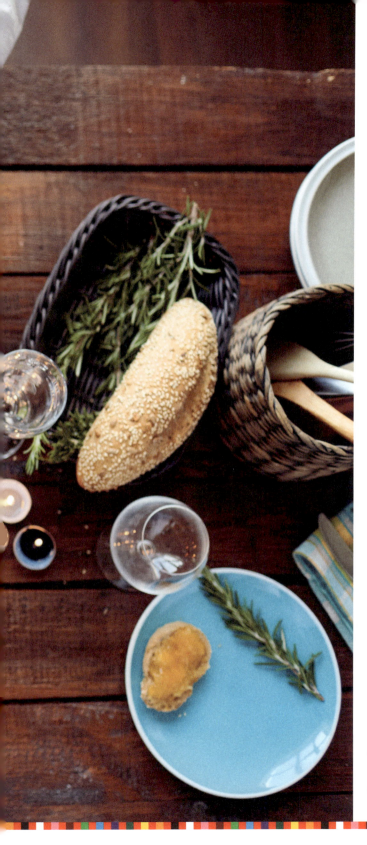

LUNCH

De lunch levert je voedingsstoffen en energie om de middag door te komen. Op de volgende pagina's vind je 10 lekkere lunchideeën tussen de 240 en 430 kilocalorieën.

KIPSALADE MET KERRIEDRESSING

Voor 2 personen
1 kleine kipfilet
4 eetlepels halfvolle yoghurt
1-2 theelepels kerriepoeder
1-2 theelepels citroensap
6 sprieten bieslook
1 eetlepel walnoten
1 bosuitje
1 struikje witlof
1 appel
4 volkoren boterhammen
halvarine

1. Breng 100 ml water aan de kook. Leg de kipfilet er in en houd het water 10 minuten tegen de kook aan. Neem de kipfilet uit het water en laat hem afkoelen.
2. Maak een dressing van de yoghurt, de kerrie, wat citroensap, peper en klein geknipte bieslook.
3. Hak de walnoten grof.
4. Snijd de afgekoelde kip in blokjes.
5. Maak het bosuitje schoon en snijd het in ringen.
6. Was het witlof en snijd het struikje klein.
7. Schil de appel en snijd hem in blokjes. Druppel er wat citroensap over.
8. Meng alles door elkaar.
9. Besmeer de boterhammen dun met halvarine en verdeel de kipsalade erover.

Voedingswaarde per persoon: 430 kcal, 15 g vet, waarvan 3 g verzadigd vet, 40 g koolhydraten, waarvan 10 g suikers, 7 g vezel, 30 g eiwit, 0,9 g zout
+Plusoptie per persoon: voeg een extra volkoren boterham toe (+ 82 kcal = 512 kcal)

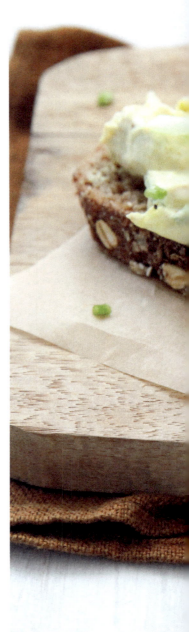

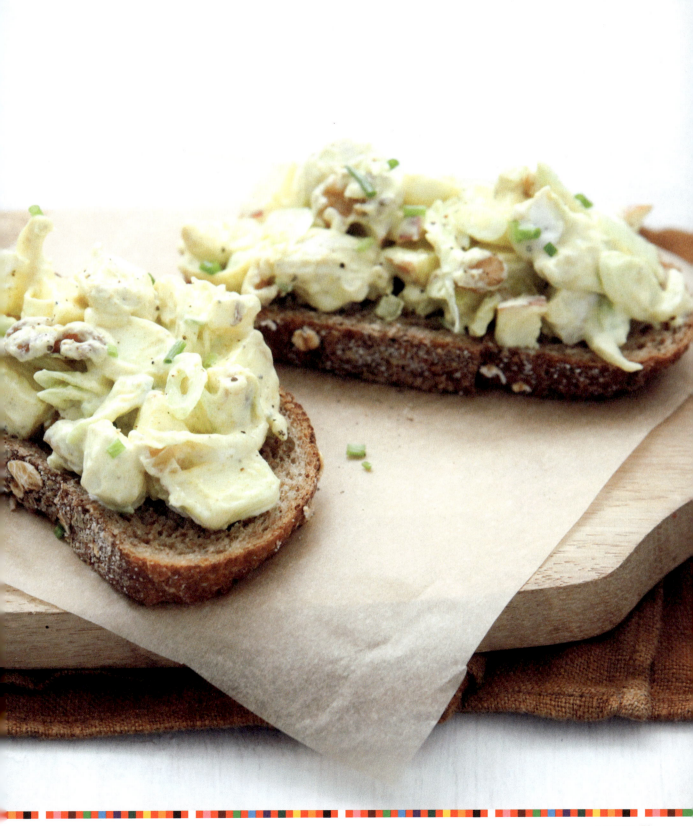

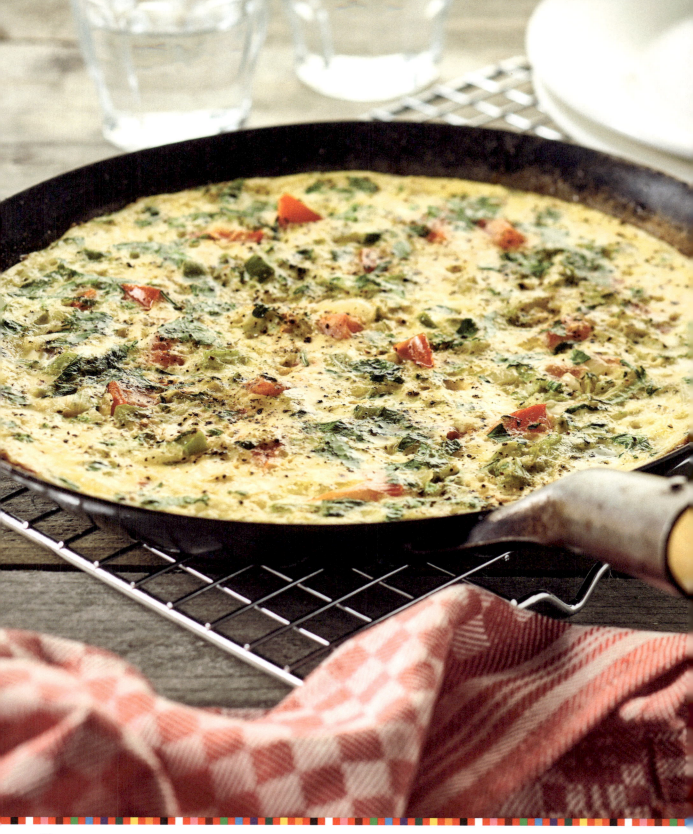

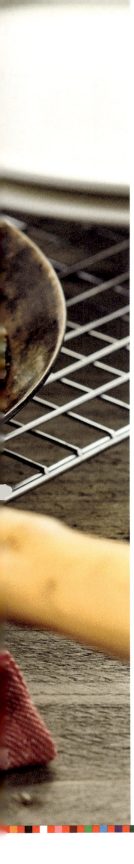

OMELET MET PAPRIKA EN TOMAAT

Voor 2 personen

1 kleine ui
1 kleine groene paprika
1 tomaat
1 eetlepel olie
peper
4 takjes selderij
4 eieren
4 eetlepels halfvolle melk
4 volkoren boterhammen

1. Maak de groente schoon.
2. Snijd de ui in snippers en de paprika en de tomaat in blokjes.
3. Roerbak de paprika en de ui een paar minuten in de hete olie.
4. Voeg de tomaat en wat peper toe.
5. Knip de gewassen selderij klein.
6. Klop de eieren los met de selderij, peper en de melk.
7. Schenk de eieren over de groente en laat het gaar worden.
8. Serveer de omelet met het volkorenbrood.

Voedingswaarde per persoon: 380 kcal, 15 g vet, waarvan 4 g verzadigd vet, 35 g koolhydraten, waarvan 6 g suikers, 7 g vezel, 25 g eiwit, 1,2 g zout
+Plusoptie per persoon: voeg een volkoren boterham toe (+ 82 kcal = 462 kcal totaal)

BROODJE MET AVOCADO EN PAPRIKAREEPJES

Voor 2 personen

stuk komkommer
½ rode paprika
½ avocado
citroensap
1 eetlepel zuivelspread light
½ theelepel geraspte mierikswortel (potje)
2 volkoren bolletjes
zwarte peper

1. Was het stuk komkommer en paprika.
2. Snijd de komkommer in dunne plakjes.
3. Snijd de paprika in reepjes.
4. Neem het vruchtvlees van de avocado uit de schil en snijd het in repen.
5. Besprenkel met wat citroensap tegen verkleuring.
6. Meng de zuivelspread met de geraspte mierikswortel.
7. Snijd de volkoren bolletjes open en besmeer de onderkant met zuivelspread.
8. Beleg de bolletjes met komkommer, paprika en avocado.
9. Voeg naar smaak zwarte peper toe.

Voedingswaarde per persoon: 240 kcal, 10 g vet, waarvan 2 g verzadigd vet, 25 g koolhydraten, waarvan 5 g suikers, 7 g vezel, 8 g eiwit, 0,6 g zout
+Plusoptie per persoon: voeg een halve avocado toe (+ 179 kcal = 419 kcal totaal)

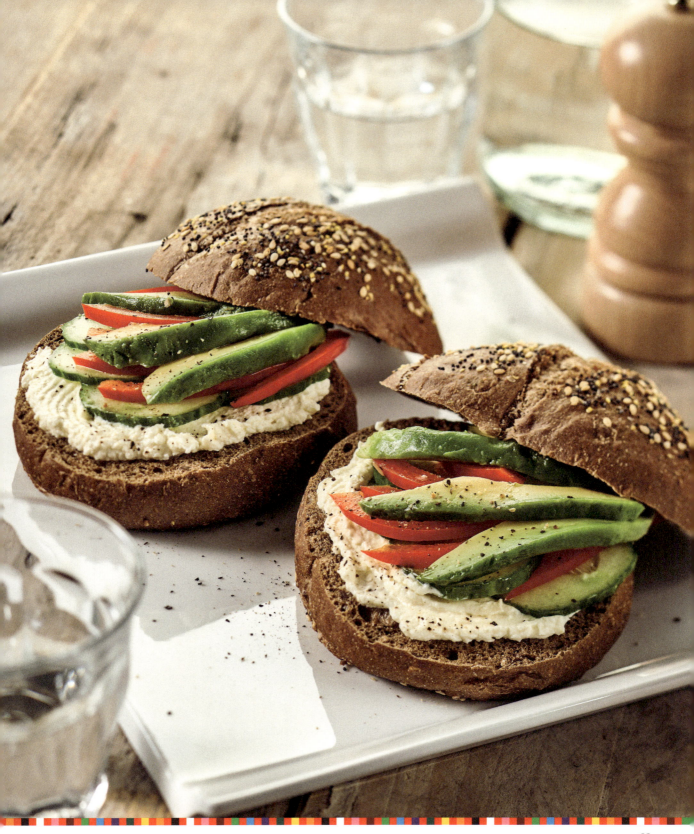

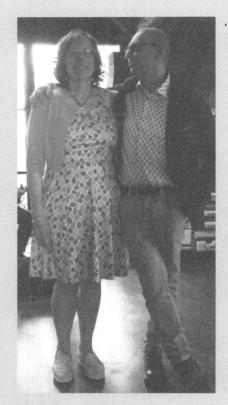

"De schrik voor suikerziekte zat er goed in"

Diana Kloonen (50 jaar) was tijdens haar jeugd al zwaarder dan haar leeftijdsgenoten. En op jonge leeftijd kreeg ze van de huisarts al het advies om af te vallen. Ze probeerde van alles om gewicht te verliezen, maar ze accepteerde de kilo's ook voor een periode.

"Er ging gewicht af en er kwam weer meer gewicht bij dan er af was gegaan. Nog maar eens iets anders proberen en ook dat zonder blijvend resultaat. Een aantal jaren geleden vertelde mijn huisarts dat mijn bloedsuikergehalte te hoog zou kunnen zijn. Dit bleek na bloedprikken nog niet het geval. Maar de schrik voor suikerziekte zat er wel goed in.

Ik belde de gewichtsconsulente waarbij een familielid veel gewicht is kwijtgeraakt. Mijn idee was: 'als zij het kan, kan ik het ook.' Mijn man en ik bezochten haar met de motivatie om op een gezonde manier ouder te worden en daarvoor moesten we allebei iets aan ons gewicht doen. En ja er is zo'n 50 kilo blijvend verdwenen.

Mijn man en ik hebben geleerd de juiste voedingsmiddelen te nemen in de juiste hoeveelheden en daarbij is ook ruimte voor iets extra's. Wij hebben geen honger ervaren en hebben toch een gezellig en lekker leven. Dit alles zonder repen, shakes of pillen. Alles volgens de Schijf van Vijf, die gelukkig door het Voedingscentrum in goede tips en recepten wordt uitgelegd.

Het is zo fijn dat de mensen om me heen zeggen dat ik er goed uitzie, en om weer in de stad alle winkels in te kunnen lopen en iets te kunnen passen. Inmiddels heb ik ook de opleiding Gewichtsconsulent afgerond en heb ik een eigen praktijk waarin ik mensen help om een gezond gewicht te bereiken. Ik voel me daar erg goed bij."

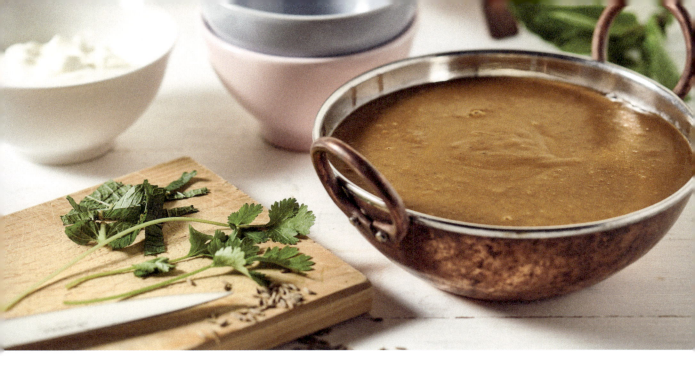

GEKRUIDE LINZENSOEP

Voor 2 personen

1 ui
stukje prei
1 tomaat
1 eetlepel olijfolie
2 theelepels kerriepoeder
½ theelepel komijnzaad
¼ groentebouillontablet met minder zout
200 gram rode linzen
3 takjes koriander of munt
2 eetlepels halfvolle yoghurt

1. Maak de groente schoon.
2. Snijd de ui in snippers, de prei in smalle ringen en de tomaat in stukjes.
3. Verwarm de olie en bak hierin de kerriepoeder en het komijnzaad zacht.
4. Smoor de ui en de prei kort mee.
5. Voeg 400 ml water toe met het stukje bouillontablet, de stukjes tomaat en de linzen en breng dit aan de kook. Kook de linzen in 15-20 minuten gaar.
6. Pureer de soep eventueel met een staafmixer of in de keukenmachine.
7. Maak de soep op smaak met kleingesneden koriander of munt.
8. Schep er aan tafel een lepel yoghurt op.

Voedingswaarde per persoon: 315 kcal, 8 g vet, waarvan 1 g verzadigd vet, 30 g koolhydraten, waarvan 3 g suikers, 15 g vezel, 20 g eiwit, 0,1 g zout
+Plusoptie per persoon: voeg 50 gram rode linzen toe (+ 124 kcal = 439 kcal)

BROODJE HUMMUS MET RODE BIETJES EN RUCOLA

Voor 2 personen

1 klein blikje kikkererwten (uitlekgewicht 100 gram)
1 teentje knoflook
½ theelepel gemalen komijn
1 eetlepel tahin (sesampasta)
3 eetlepels olijfolie
citroensap
peper
1 gaar bietje
handje rucola
2 volkorenbroodjes

1. Laat de kikkererwten uitlekken in een zeef en spoel ze af.
2. Pureer de kikkererwten met een staafmixer of blender fijn.
3. Pers het teentje knoflook erboven uit.
4. Roer er de gemalen komijn, de tahin, de olie, een eetlepel citroensap en wat peper door.
5. Schil het bietje en rasp het grof.
6. Snijd de broodjes open. Besmeer ze met de hummus en verdeel er de geraspte biet en de rucola over.

Voedingswaarde per persoon: 375 kcal, 20 g vet, waarvan 2 g verzadigd vet, 30 g koolhydraten, waarvan 2 g suikers, 9 g vezel, 10 g eiwit, 0,9 g zout
+Plusoptie per persoon: voeg een volkorenbroodje toe (+ 124 kcal = 499 kcal)

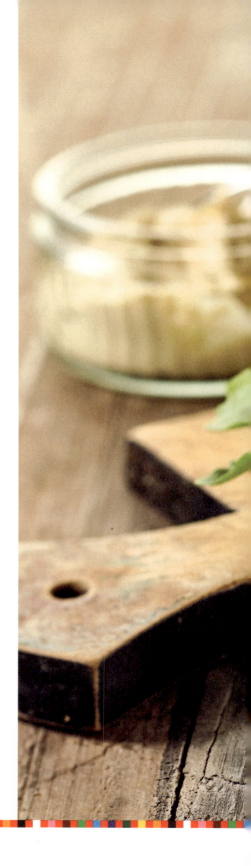

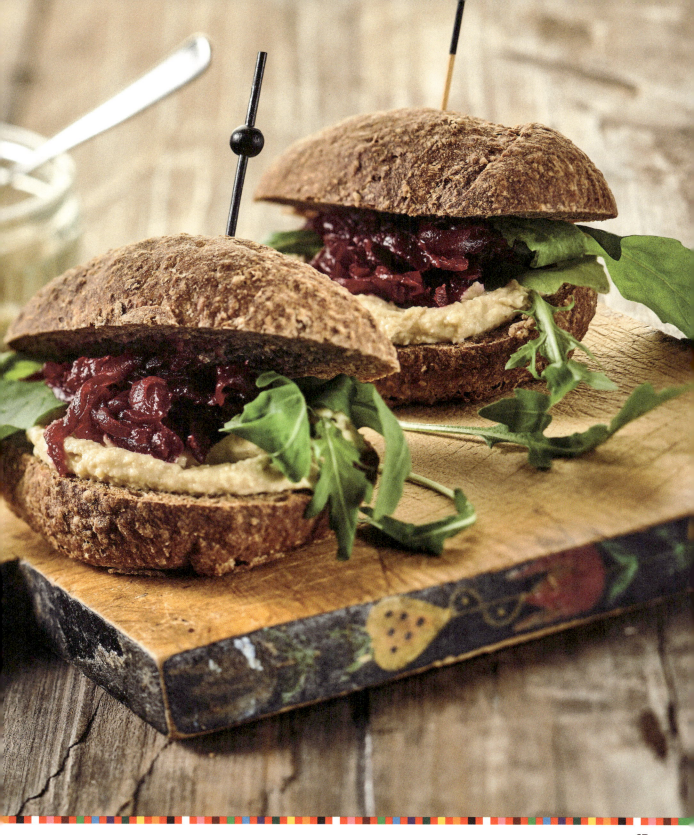

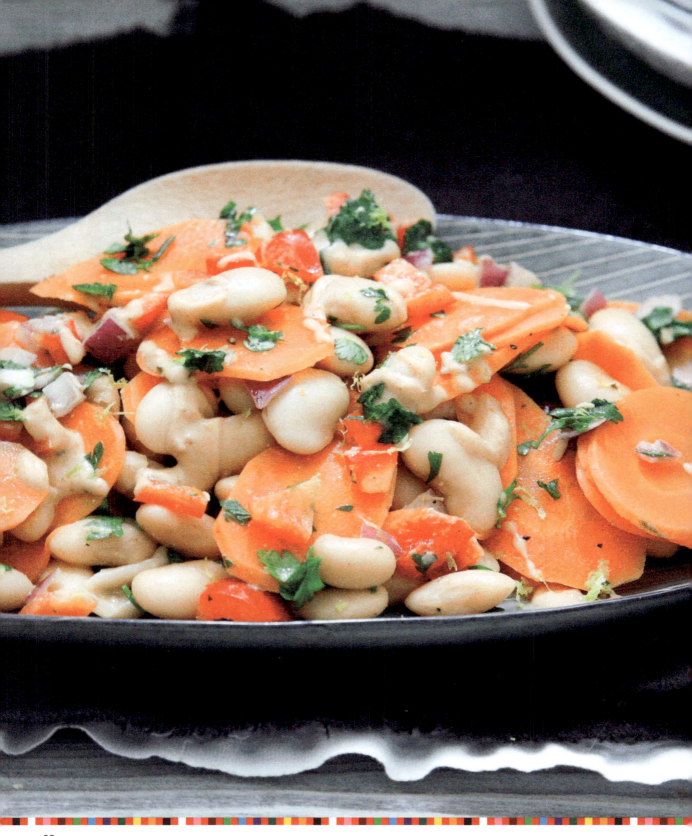

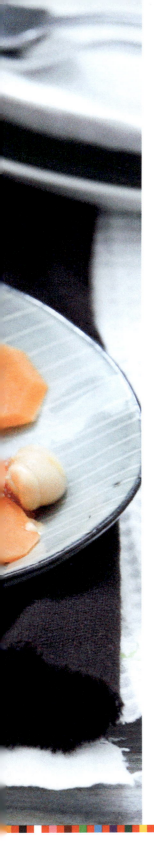

WORTELSALADE MET LIMABONEN EN TAHINDRESSING

Voor 2 personen

1 winterwortel

½ ui

½ rode paprika

2 takjes platte peterselie

2 takjes koriander

1 blik limabonen of grote witte bonen (uitlekgewicht 220 gram)

½ citroen

1 eetlepel tahin (sesampasta) zonder zout

1 eetlepel olijfolie

½ theelepel gemalen komijn

zwarte peper

1. Schraap de wortel en snijd hem in grove schuine stukken.
2. Kook de wortelstukken in 8 minuten beetgaar en laat ze afkoelen.
3. Snijd de ui en paprika in kleine blokjes.
4. Was de peterselie en koriander en snijd of knip ze fijn.
5. Spoel de limabonen af in een zeef en laat ze uitlekken.
6. Meng de groente en kruiden door de bonen.
7. Boen de citroen goed schoon en rasp een kwart van de schil.
8. Maak een dressing van de tahin, de olijfolie, een beetje citroensap, de schil van de citroen, komijn en zwarte peper. Meng de dressing door de salade.

Voedingswaarde per persoon: 230 kcal, 7 g vet, waarvan 1 g verzadigd vet, 25 g koolhydraten, waarvan 11 g suikers, 15 g vezel, 10 g eiwit, 0,6 g zout
+Plusoptie per persoon: voeg een klein blikje (100 gram) limabonen toe (+126 kcal = 356 kcal totaal)

LUNCH

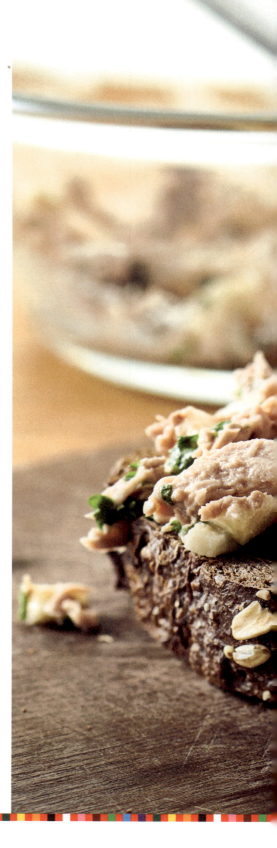

BROOD MET TONIJNSALADE EN APPEL

Voor 2 personen

1 blikje tonijn (naturel, op water)

½ (rode) appel

1 takjes peterselie

1 eetlepel slasaus (25% olie)

4 volkoren boterhammen

1. Laat de tonijn uitlekken en verdeel de vis in stukjes.
2. Was de halve appel en snijd in kleine blokjes.
3. Was de peterselie en knip het fijn.
4. Meng de appel, de peterselie en de slasaus door de tonijn en maak dit op smaak met wat peper.
5. Rooster het brood en besmeer met het tonijnmengsel.

Voedingswaarde per persoon: 275 kcal, 4 g vet, waarvan 1 g verzadigd vet, 30 g koolhydraten, waarvan 5 g suikers, 5 g vezel, 25 g eiwit, 1,5 g zout
+Plusoptie per persoon: voeg een volkoren boterham toe
(+ 82 kcal = 357 kcal totaal)

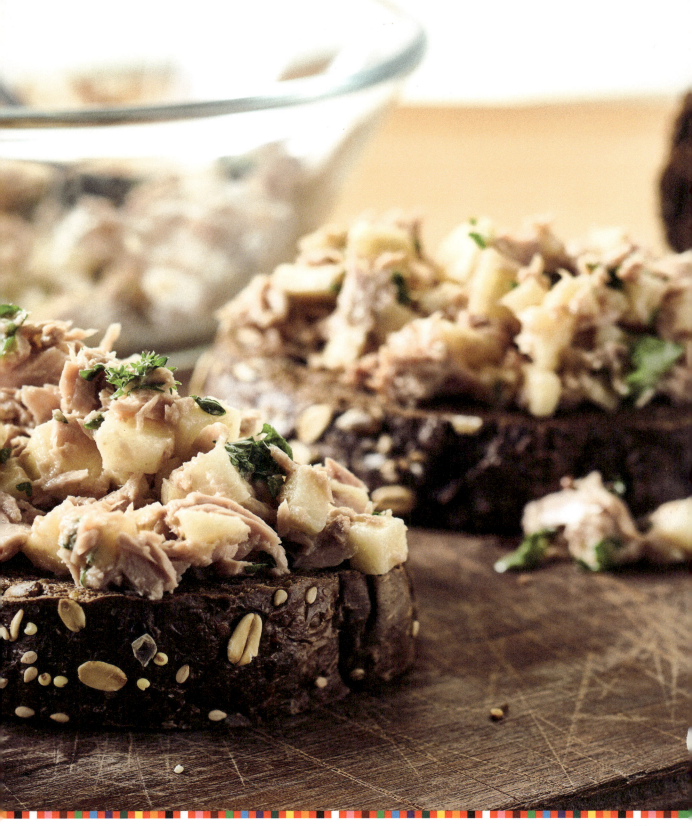

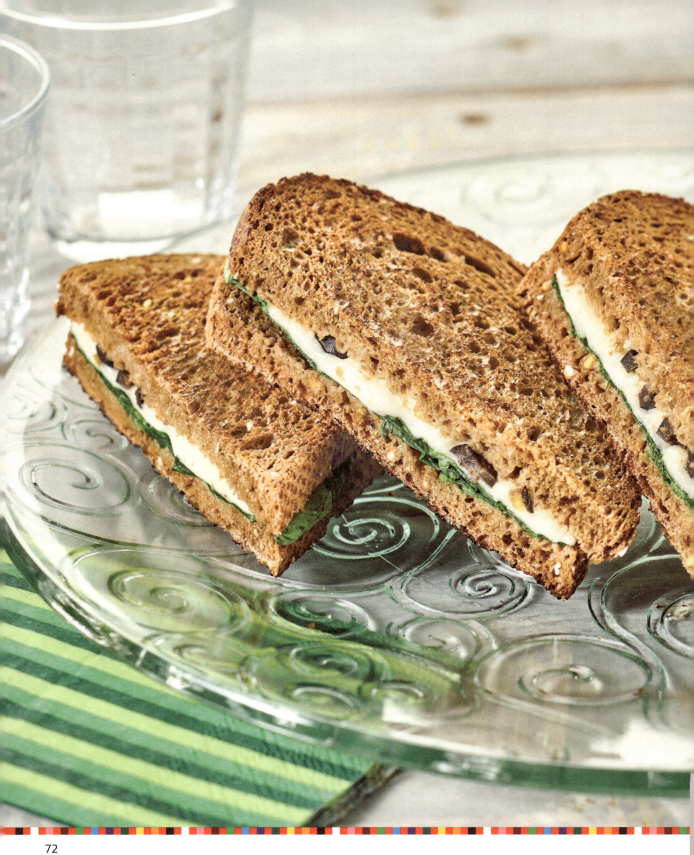

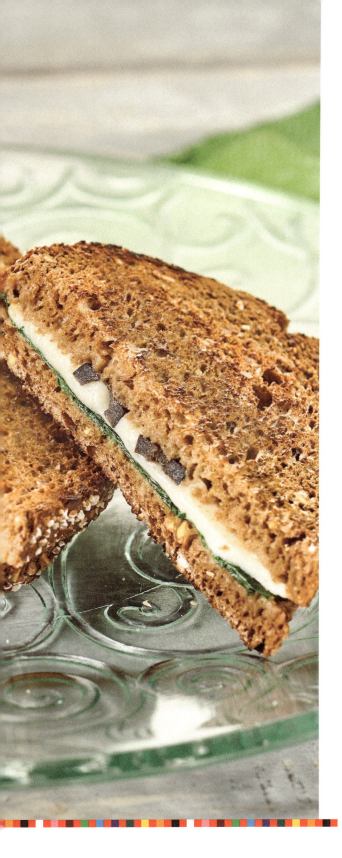

MOZZARELLA TOSTI MET SPINAZIE EN OLIJVEN

Voor 2 personen

handje spinazie

½ bol mozzarella

5 zwarte olijven

4 volkoren boterhammen

1. Was de spinazie en laat goed uitlekken.
2. Snijd de mozzarella in dunne plakken.
3. Snijd de olijven in reepjes.
4. Beleg twee boterhammen met mozzarella, spinazie en olijven.
5. Leg de andere boterhammen erbovenop.
6. Bak de tosti's goudbruin in een contactgrill of koekenpan.

Voedingswaarde per persoon: 265 kcal, 9 g vet, waarvan 4 g verzadigd vet, 30 g koolhydraten, waarvan 3 g suikers, 6 g vezel, 15 g eiwit, 1,1 g zout
+Plusoptie per persoon: maak van 2 volkoren boterhammen nog een tosti (+ 265 kcal = 530 kcal totaal)

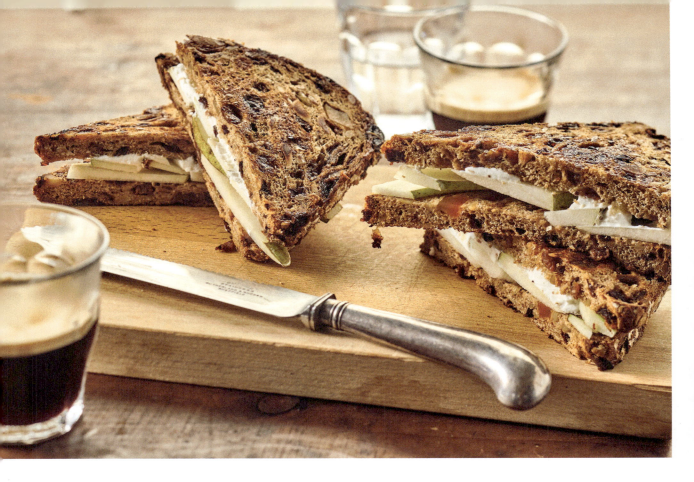

KRENTENBROOD TOSTI MET GEITENKAAS

Voor 2 personen

½ rijpe peer

4 sneetjes volkoren krentenbrood

50 gram verse geitenkaas

snufje kaneel

1. Snijd de peer in dunne plakjes.
2. Beleg twee boterhammen met de plakjes peer.
3. Verkruimel de geitenkaas erover.
4. Breng op smaak met een snufje kaneel.
5. Leg de andere boterhammen erbovenop.
6. Bak de tosti's goudbruin in een contactgrill of koekenpan.

Voedingswaarde per persoon: 260 kcal, 6 g vet, waarvan 3 g verzadigd vet, 40 g koolhydraten, waarvan 17 g suikers, 6 g vezel, 10 g eiwit, 0,9 g zout
+Plusoptie per persoon: maak van 2 sneetjes krentenbrood nog een tosti (+ 260 kcal = 520 kcal totaal)

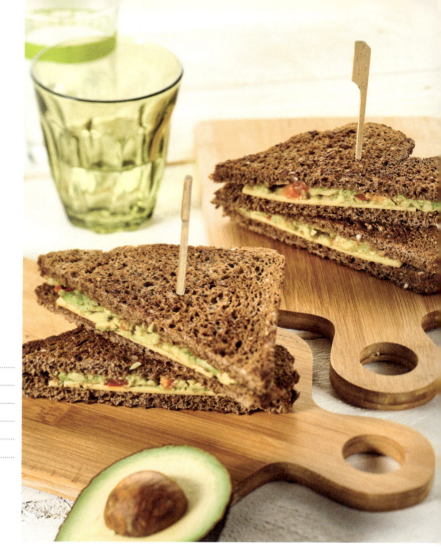

AVOCADO TOSTI

Voor 2 personen

½ avocado
½ tomaat
½ teentje knoflook
peper
4 volkoren boterhammen
2 plakken 30+ (komijne)kaas

1. Neem het vruchtvlees van de avocado uit de schil.
2. Prak de avocado grof en doe dit in een bakje.
3. Snijd de tomaat in kleine blokjes en meng door de avocado.
4. Pers de knoflook erboven uit.
5. Voeg peper naar smaak toe en meng goed.
6. Beleg twee boterhammen met een plak kaas en verdeel het avocadomengsel erover.
7. Leg de andere boterhammen erbovenop.
8. Bak de tosti's goudbruin in een contactgrill of koekenpan.

Voedingswaarde per persoon: 340 kcal, 15 g vet, waarvan 5 g verzadigd vet, 30 g koolhydraten, waarvan 3 g suikers, 7 g vezel, 20 g eiwit, 1,2 g zout
+Plusoptie per persoon: voeg een kwart avocado toe (+ 90 kcal = 430 kcal totaal)

GEZONDER KOKEN EN BOODSCHAPPEN DOEN

Gezond eten, dat begint al in de supermarkt. De Schijf van Vijf helpt je daarbij. Als je varieert tussen gezonde producten dan hou je het nieuwe eetpatroon makkelijker vol.

VERLEIDINGEN

Als je niets wilt eten, dan zeg je gewoon 'nee', toch? Natuurlijk, iedereen heeft daarvoor een eigen voorraad wilskracht, maar dat is geen onuitputtelijke bron. Ook voor mensen met veel wilskracht kunnen de voortdurende verleidingen uiteindelijk een valkuil zijn.

Het kost namelijk energie om verleidingen constant te weerstaan. Nee zeggen tegen die verlokkelijke traktatie, jezelf inhouden om geen reep uit de snoepautomaat te nemen of een kroket bij de lunch. Hoe vaker je op een dag verleidelijk eten moet afslaan, hoe lastiger het wordt. Vooral aan het einde van de dag, of als je moe bent of haast hebt.

Onze omgeving maakt ongezond eten gemakkelijk. Gefrituurde happen, grote koeken en warme dranken met siroop en slagroom zijn op elke straathoek te krijgen. Bij elke kassa staren de snoeprepen je aan. Water en fruitsalades zijn er ook wel, maar die vallen vaak wat minder op en het aanbod is veel kleiner.

Ook de porties worden steeds groter. Wat ooit een 'grote' koffie, frisdrank of broodje was, wordt nu 'normaal' genoemd, of zelfs 'klein'. En die kleine optie, die is vaak niet zo aanlokkelijk geprijsd. Voor een euro extra heb je een veel groter fastfoodmenu of krijg je een tweede reep gratis. Zo krijg je waar voor je geld, maar voor je gezondheid was een kleinere portie beter geweest.

In de supermarkt vind je prijsknallers, grotere verpakkingen of twee voor de prijs van één. Vaak zijn het juist de ongezonde producten, zoals chips, snoep en frisdrank, die we goedkoop kunnen inslaan. Heb je ze eenmaal in huis, dan is het lastig om er vanaf te blijven.

TIPS OM GEZOND IN TE KOPEN:

- Maak van tevoren een boodschappenlijstje.
- Vermijd de gangpaden met snoep en snacks en negeer aanbiedingen.
- Doe boodschappen met een gevulde maag, dus na het eten.
- Haal zo min mogelijk snoep en snacks in huis.
- Vergelijk etiketten om de gezondere optie te kiezen.

ETIKETTEN LEZEN

In de supermarkt heb je vergelijkbare producten van verschillende producenten. Deze producten kunnen flink van elkaar verschillen. Wil je gezonder kiezen, dan moet je ze met elkaar vergelijken. Waar let je op als je wilt afvallen?

Stel, je bent op zoek naar een dressing met zo min mogelijk calorieën. Neem dan verschillende varianten uit het schap en vergelijk de calorieën per 100 gram. Kies de variant met zo min mogelijk calorieën. Zoek je een koekje met minder calorieën? Kijk dan hoeveel calorieën één koekje bevat. Een kleiner koekje heeft waarschijnlijk ook minder calorieën.

Laat je niet foppen door de informatie op portieverpakkingen, zoals bij tussendoorkoeken of candybars die per twee zijn verpakt. Op de voorkant staat vaak groot afgedrukt hoeveel calorieën erin zitten, maar meestal gaat dit over één candybar of koek en niet over het hele pakje.

VOEDINGSWAARDETABEL

Op het etiket vind je de voedingswaardetabel. Hierin staat hoeveel energie, vetten, verzadigde vetzuren, koolhydraten, suikers, eiwitten en zout er in het product zitten. De voedingswaarde staat aangegeven per 100 gram of 100 milliliter. Fabrikanten mogen ervoor kiezen om dit ook nog per portie te doen, bijvoorbeeld één glas.

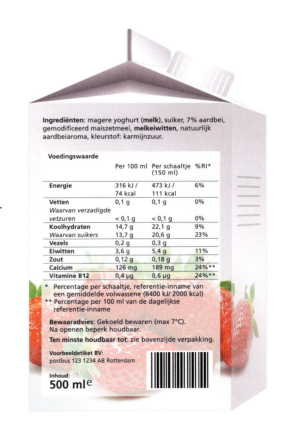

CLAIMS OP DE VERPAKKING

'Suikervrij', 'vetarm' of 'cholesterolverlagend' zijn claims die fabrikanten onder bepaalde voorwaarden op hun producten mogen zetten. Een voedingsclaim zegt iets over de samenstelling van een product, bijvoorbeeld 'light' of 'vezelrijk'.

Let op bij uitspraken als 'zonder verzadigd vet' of 'zonder toegevoegd suiker'. Dit zegt vrij weinig over hoe gezond het product is. Soms zit er van nature veel suiker in of is het vet vervangen door koolhydraten, zoals bij light-pindakaas of light-chips, en bevat het product toch nog veel calorieën.

PRODUCT	GEWONE CHIPS (100 GRAM)	LIGHT-CHIPS (100 GRAM)	VERSCHIL
Kilocalorieën	542	490	-10%
Vet (g)	33	22	-33%
Eiwit (g)	6	7	+17%
Koolhydraten (g)	52	64	+23%

Op veel goede keuzes, zoals groente en fruit, staat geen claim. Ook niet op andere basisproducten uit de Schijf van Vijf, zoals aardappelen, brood, pasta, rijst, vlees en vis. Terwijl deze producten onmisbaar zijn in een gezond voedingspatroon. Staar je dus niet blind op producten met een gezondheidsclaim, je hebt niet ineens een gezond eetpatroon als je deze eet.

ZOETSTOFFEN

In plaats van suiker kunnen fabrikanten zoetstoffen aan producten toevoegen. Op de verpakking staat dan: 'gezoet met...'. Er zijn zoetstoffen die half zo zoet zijn of zelfs even zoet zijn als suiker, zoals sorbitol, isomalt, lactitol, maltitol, mannitol en xylitol. Er zitten nog steeds calorieën in, maar veel minder. Deze zoetstoffen zitten vaak in suikervrij snoep, kunstmatig gezoete bonbons, cake, chocolade, gebak, koek, pudding en ijs.

Daarnaast zijn er zoetstoffen die 50 tot 500 keer zoeter zijn dan suiker en nauwelijks tot geen calorieën leveren. Denk aan acesulfaam-K, aspartaam, cyclamaat, saccharine en stevia. Deze zoetstoffen zijn verkrijgbaar in de vorm van zoetjes, en als vloeibare en poedervormige zoetstof. Ze worden ook aan dranken toegevoegd, zoals frisdranken en zuiveldranken. Een goede keuze als je minder calorieën binnen wilt krijgen om af te vallen. Ook hier geldt: check het etiket om te zien welke zoetstoffen er zijn gebruikt.

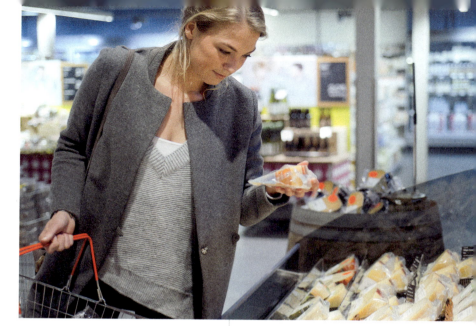

GEZONDER KOKEN

Zelf koken met verse producten geeft jou de controle over je bord. Zo kun je zout vervangen door verse kruiden, en bakken met vloeibare gezonde vetten zoals olie of een bak- en braadproduct uit een knijpfles. Minder vlees, veel volkoren en nog meer groente? Jij bepaalt. Vaak ben je nog goedkoper uit ook.

SLANKE BEREIDINGSWIJZEN

Eten opwarmen in de oven, grill of magnetron kan zonder vloeibaar vet of olie. In een pan met anti-aanbaklaag, een wok of grillpan heb je vijf tot tien gram vet nodig. Zorg in ieder geval dat je per persoon niet meer dan één eetlepel vet gebruikt voor de bereiding van de warme maaltijd. Dat is ongeveer 15 gram.

Gepaneerde stukjes vlees, vis of vleesvervangers slurpen vet op. Daarom is het beter om deze producten te laten staan. Veel kaas in gerechten betekent meestal veel calorieën.

Om je gerechten lekkerder te maken kun je smaakmakers gebruiken. Met verse kruiden bijvoorbeeld. Sauzen en jus zijn vaak rijk aan calorieën. Daarom kun je er het beste zo min mogelijk van nemen. Als je zelf een sausje wilt maken, kies dan voor magere of light-varianten als basis.

LIGHT, HALVA- EN DIEET

Er bestaan twee soorten lightproducten. De ene keer betekent het '0 calorieën' en vind je de claim bijvoorbeeld op light-frisdrank. De andere soort staat op producten die minimaal 30% minder suiker, vet of calorieën bevatten, dan het vergelijkbare gewone product. Let op, want 30% minder vet betekent niet meteen 30% minder calorieën.

De enige manier om te bepalen met welke soort 'light' je te maken hebt, is door de voedingswaardetabel op de verpakking goed te lezen. En het lightproduct te vergelijken met het product dat niet light is.

Als er 'halva-' op een product staat, dan geeft dat aan dat er maar half zoveel suiker of vet in zit. 'Dieet' geeft aan dat een product past in een speciaal dieet, bijvoorbeeld een aangepast dieet bij hart- en vaatziekten. Het betekent niet dat er minder calorieën in zitten.

NIET ZO'N KOOKHELD?

Dat hoeft ook niet. Met minimale inspanning zet je al wat lekkers op tafel. Kun je zelfs geen ei bakken? Onze kookhulp is nabij, hier vind je de basistechnieken van koken, bakken en braden.
Kijk op www.voedingscentrum.nl/kookhulp

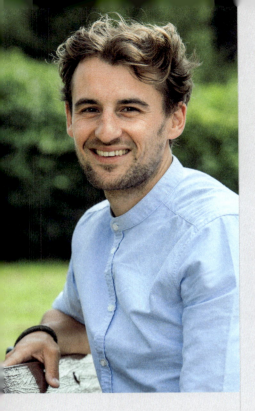

"ONZE HUIDIGE EETOMGEVING HEEFT EEN GROTE INVLOED OP WAT EN HOEVEEL WE ETEN"

Hoe beïnvloedt de omgeving je eetgedrag? En hoe stimuleer je mensen om gezonder te eten? Dr. Roel Hermans is als geen ander geïnteresseerd in deze vragen. Hij is dan ook gepromoveerd gedragsonderzoeker en nog altijd werkzaam bij de Radboud Universiteit en de Universiteit van Maastricht. Zijn doel is om wetenschap te vertalen naar de praktijk, zodat zijn kennis over eetgedrag terecht komt waar het nodig is: in de maatschappij. Roel werkt sinds 2016 bij het Voedingscentrum. Volg Roel op Twitter: @RCJ_H

In de afgelopen decennia is onze voedselomgeving op zo'n manier veranderd en ingericht dat het steeds makkelijker is geworden om te veel calorierijk voedsel te eten. Ongeveer de helft van alle volwassen Nederlanders heeft te maken met overgewicht. En zo'n 14 procent van de volwassenen heeft obesitas.

Overgewicht neemt toe naarmate mensen ouder worden. Te zwaar zijn brengt allerlei gezondheidsrisico's met zich mee. Als je gezond ouder wilt worden is het juist verstandig om een gezond gewicht na te streven. Roel Hermans: "Of je makkelijk gezonde keuzes kunt maken, hangt bijvoorbeeld af van de toegankelijkheid en bereikbaarheid van gezonde producten. Onze huidige eetomgeving heeft een grote invloed op wat en hoeveel we eten. Zo kan jouw directe omgeving gezond gedrag stimuleren of juist belemmeren. Met omgeving bedoelen we dan bijvoorbeeld thuis, school, buurt, werkplek, kantine, (tank)station en supermarkt. Het is daarom belangrijk om jezelf weerbaar te maken tegen een omgeving die verleidt om ongezonde keuzes te maken."

3 tips van Roel om ongezonde verleidingen te weerstaan

1. RICHT JE HUIS GEZONDER IN
Door de verleidelijke voedselomgeving zijn mensen genoodzaakt om de hele dag door eetkeuzes te maken. En die keuzes worden bijna altijd onbewust gemaakt. Het helpt wanneer je bewust bent van de verleidingen die je thuis tegenkomt. Hoeveel gezond en hoeveel ongezond eten heb je in huis? En hoe zichtbaar is het? Zet bijvoorbeeld je fruitschaal duidelijk in beeld. Jouw huis kan je helpen om gezondere keuzes te maken. Hoe minder verleiding hoe beter. Wil je weten of jouw huis je helpt om gezonder te kiezen? Doe de check op:
www.voedingscentrum.nl/omgeving

2. DE VERLEIDING BUITEN DE DEUR WEERSTAAN
Of je nu op straat bent, op het station of in de bioscoop: de kans is groot dat je allerlei soorten voedselverleidingen tegenkomt. Hoe ga je om met die verleidingen?
- Neem zelf eten mee als je op pad gaat. Denk aan iets makkelijks als een appel of banaan. Neem jezelf voor dat op te eten als je onderweg trek krijgt.
- Als je weet dat die ene winkel een ongezonde snack heeft waar je gevoelig voor bent, neem dan een andere route. Zo ga je de verleiding letterlijk uit de weg.
- Wil je toch een snack nemen? Vraag dan hoe groot de porties zijn. Een kleine portie is vaak al meer dan genoeg.

3. ETEN MET ANDEREN
Je hebt vaak helemaal niet door dat anderen om je heen je eetgedrag beïnvloeden. Je bewuster worden van het effect dat anderen op jouw eetgedrag kunnen hebben, kan je al helpen je eetgedrag niet aan te passen aan dat van je tafelgenoten. Breng je omgeving op de hoogte van je goede eetvoornemens en schakel hulptroepen in. Het is veel makkelijker om gezond te eten als familie of vrienden ook gezond eten en achter je gezonde voornemens staan.

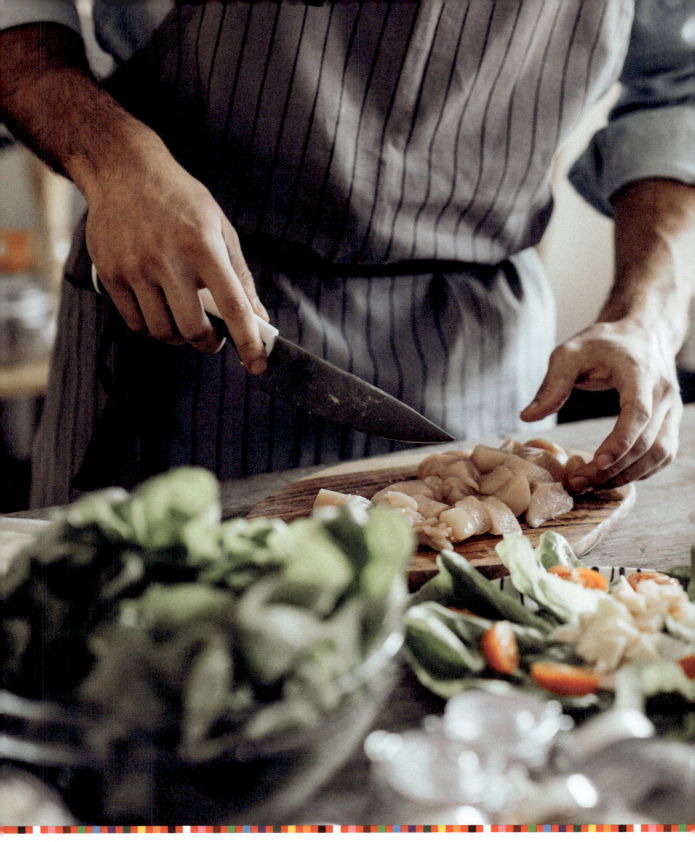

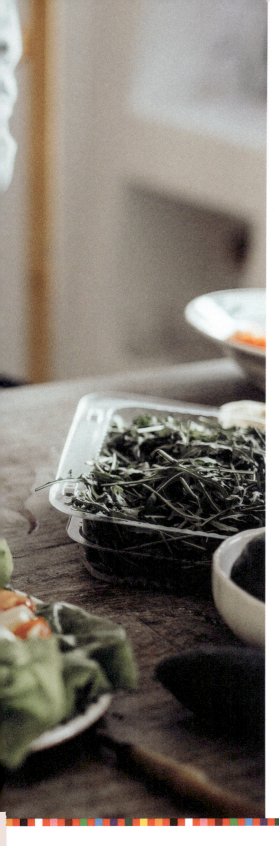

HOOFDGERECHTEN

Een goede avondmaaltijd zit boordevol vezels en zorgt ervoor dat je de avond doorkomt zonder hongergevoel. Minder eten is belangrijk als je wilt afvallen, maar dat betekent niet dat je maaltijden er minder om hoeven te smaken. Laat je inspireren door de 40 recepten voor heerlijke hoofdgerechten.

SPAGHETTI MET PITTIGE PAPRIKA EN WALNOTEN

Voor 2 personen

1 ui

1 teentje knoflook

3 kleuren paprika's

150 gram gegrilde paprika (koeling, zonder zout)

1 eetlepel olijfolie

1 gedroogd chilipepertje

150 gram volkoren spaghetti

50 gram gepelde walnoten

1. Maak de groente schoon. Snijd de ui en de knoflook in snippers en de verse paprika's in smalle repen. Snijd de gegrilde paprika's in stukjes.
2. Fruit de ui en de knoflook in de olie zacht.
3. Voeg de paprika's toe en verkruimel het pepertje erboven. Laat dit 10 minuten zacht sudderen.
4. Kook de spaghetti in ruim water volgens de gebruiksaanwijzing.
5. Hak de walnoten grof.
6. Giet de spaghetti af en vang 50 ml kookwater op.
7. Meng de spaghetti door het paprikamengsel en voeg wat kookwater toe. Warm dit goed door en schep er op het laatst de walnoten door.

Voedingswaarde per persoon: 515 kcal, 25 g vet, waarvan 2 g verzadigd vet, 55 g koolhydraten, waarvan 11 g suikers, 15 g vezel, 15 g eiwit, < 0,1 g zout
+Plusoptie per persoon: voeg 20 gram walnoten toe (+ 135 kcal = 650 kcal totaal)

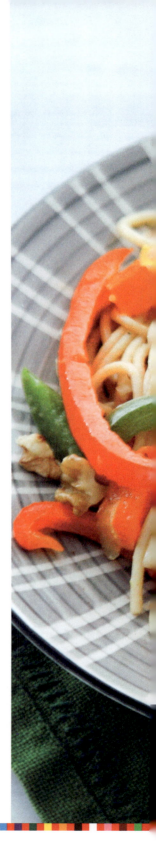

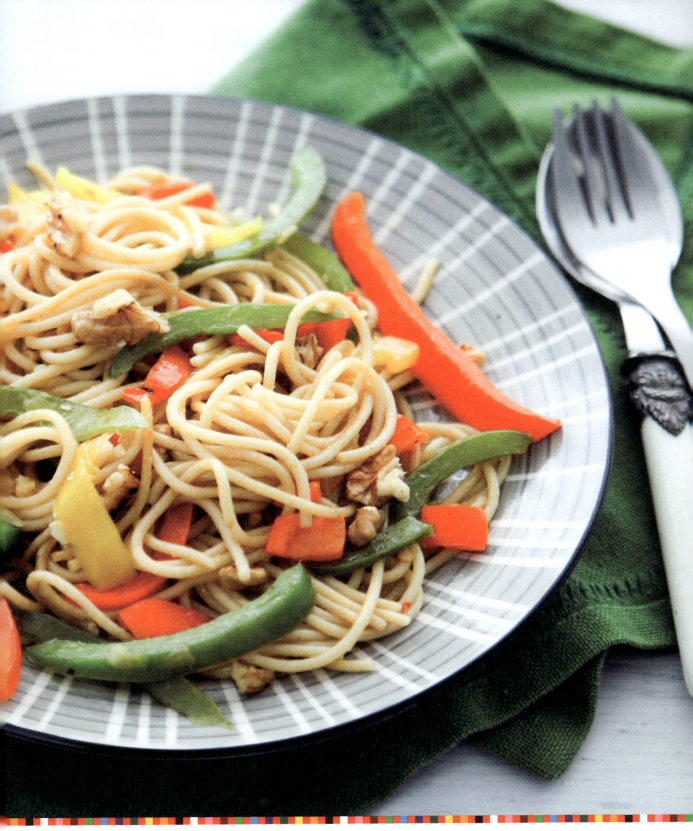

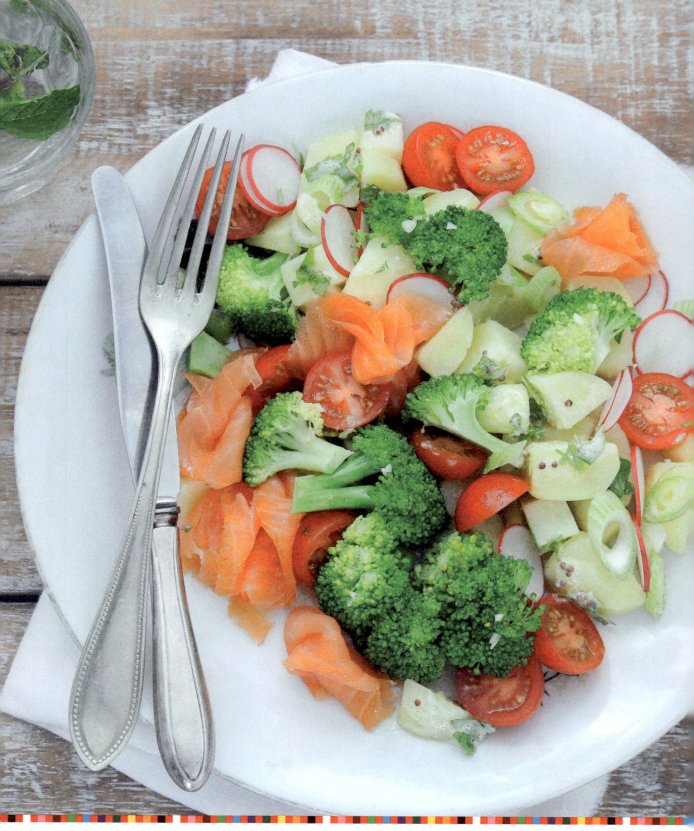

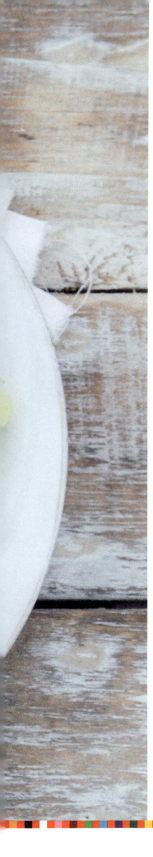

MAALTIJDSALADE MET ZALM EN GROENTE

Voor 2 personen

500 gram vastkokende aardappelen
2 eetlepels olie
4 eetlepels azijn
2 takjes peterselie
300 gram broccoli
1 teentje knoflook
1 bos radijs
200 gram kerstomaatjes
2 bosuitjes
150 gram gerookte zalm

1. Kook de geschilde aardappelen in 20 minuten net gaar en laat ze iets afkoelen. Snijd de aardappelen in blokjes.
2. Maak een sausje van de olie, de azijn, peper en de fijngeknipte peterselie. Schep dit door de aardappelen en laat dit op een koele plaats intrekken.
3. Maak de broccoli schoon. Verdeel de groente in kleine roosjes, schil de stelen en snijd ze in stukjes.
4. Snijd de knoflook klein.
5. Kook de broccoli in weinig water net gaar.
6. Giet het water af en zet de pan weer op het vuur. Warm de knoflook kort mee. Laat de broccoli afkoelen.
7. Maak de andere groente schoon. Snijd de radijs in plakjes, halveer de tomaatjes en snijd de bosuitjes in ringen.
8. Meng de ringen ui door de aardappelsalade en schep dit op een grote schaal.
9. Garneer de salade met de broccoli, de radijs, de tomaatjes en reepjes gerookte zalm.

Voedingswaarde per persoon: 505 kcal, 20 g vet, waarvan 4 g verzadigd vet, 50 g koolhydraten, waarvan 7 g suikers, 10 g vezel, 30 g eiwit, 2,6 g zout
+Plusoptie per persoon: voeg een kleine aardappel en 25 gram gerookte zalm toe (+ 100 kcal = 605 kcal totaal)

BALINESE GROENTESOEP

Voor 2 personen

75 gram zilvervliesrijst
2 kipkarbonades of braadstukjes zonder vel
1 eetlepel olie
1 ui
1 teentje knoflook
1 rode peper
200 gram sperziebonen
200 gram witte kool
1 theelepel komijnzaad
1 theelepel korianderzaad
2 ansjovisfilets (blik)
citroensap

1. Kook de rijst gaar volgens de gebruiksaanwijzing op de verpakking.
2. Bak de stukken kip in de hete olie aan alle kanten bruin.
3. Maak de groente schoon.
4. Snijd de ui en de knoflook in snippers, de rode peper in smalle ringen, de sperziebonen in drieën en de kool in repen.
5. Rooster het komijnzaad en het korianderzaad in een droge koekenpan tot ze gaan geuren.
6. Snijd de ansjovisfilets klein.
7. Doe de kruiden met de ansjovis, de ui en de knoflook bij de kip en bak 5 minuten mee. Voeg 400 ml water toe en stoof de kip 25 minuten.
8. Voeg de rest van de groente toe en kook het geheel in nog 5 minuten verder gaar.
9. Maak de soep op smaak met wat citroensap.
10. Schep aan tafel een flinke lepel rijst in de soep.

Voedingswaarde per persoon: 450 kcal, 15 g vet, waarvan 4 g verzadigd vet, 35 g koolhydraten, waarvan 7 g suikers, 8 g vezel, 35 g eiwit, 0,9 g zout
+Plusoptie per persoon: voeg 25 gram zilvervliesrijst toe
(+ 82 kcal = 532 kcal totaal)

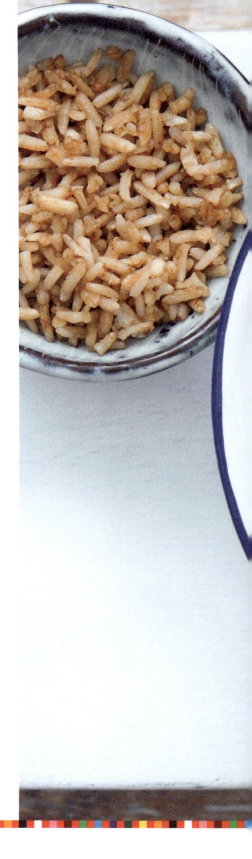

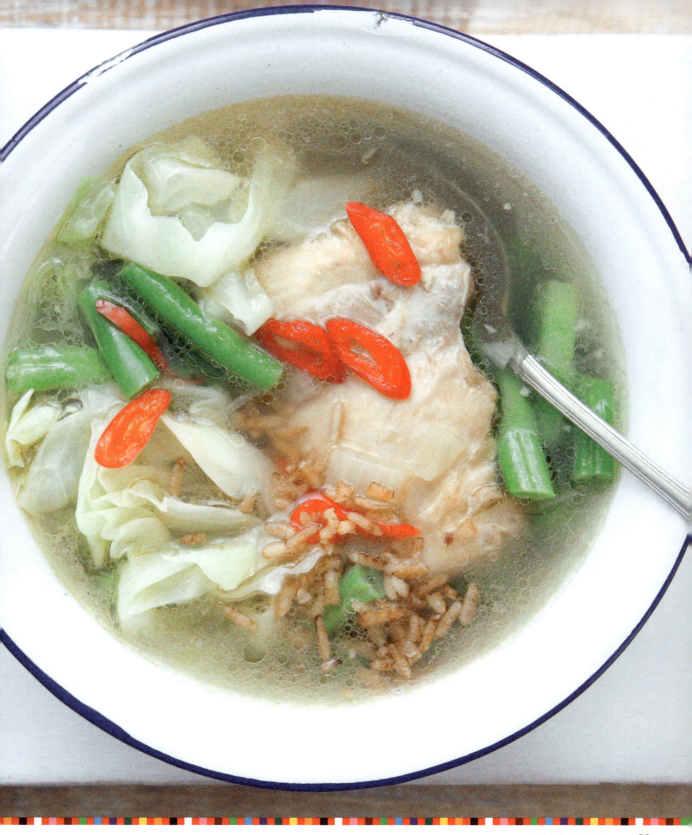

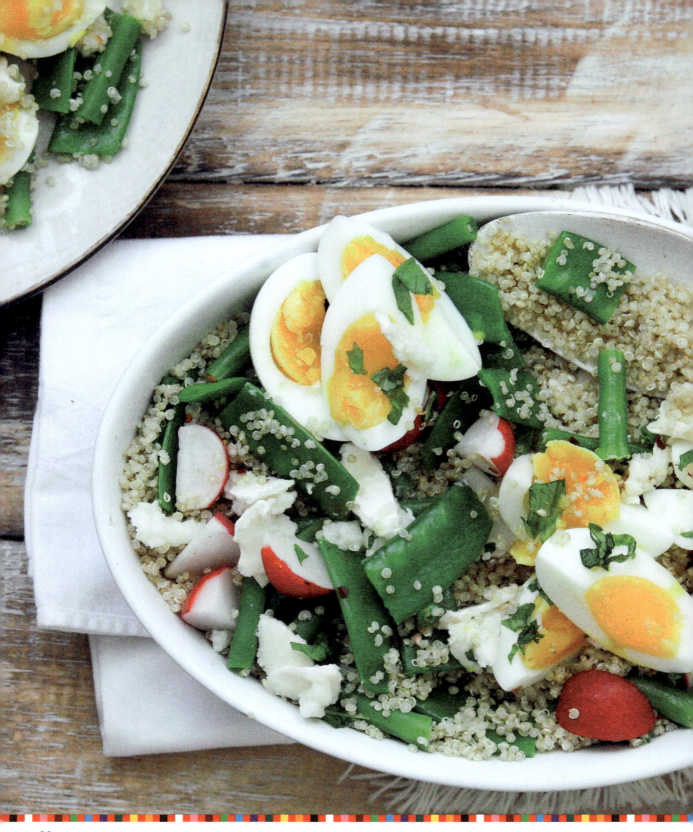

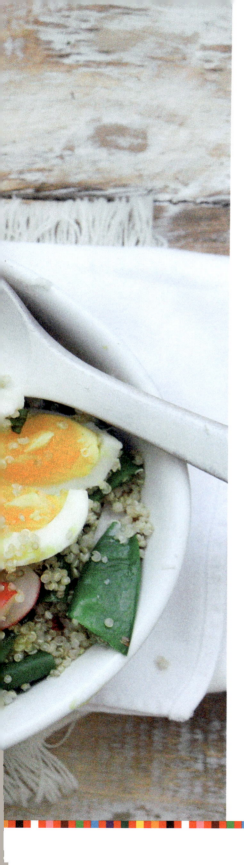

QUINOASALADE MET GEITENKAAS EN PARTJES EI

Voor 2 personen

150 gram volkoren quinoa
3 eieren
100 gram peultjes
250 gram sperziebonen
1 bosje radijs
1 eetlepel olijfolie
citroensap
chilivlokken
30 gram zachte geitenkaas
basilicum

1. Spoel de quinoa in een zeef onder stromend water af. Kook de quinoa in 300 ml water in ongeveer 15 minuten gaar.
2. Kook de eieren in 10 minuten hard.
3. Maak de groente schoon.
4. Halveer de peultjes en snijd de sperziebonen in drieën.
5. Kook de sperziebonen 3 minuten in weinig water.
6. Voeg de peultjes toe en kook de groente in 2 minuten verder beetgaar.
7. Snijd de radijs in vieren.
8. Meng de groente, de olie, citroensap naar smaak en wat chilivlokken door de quinoa. Laat alles koud worden.
9. Pel de eieren en snijd ze in parten. Leg de parten ei op de salade.
10. Verkruimel de geitenkaas erover en strooi er wat kleingesneden basilicum over.

Voedingswaarde per persoon: 505 kcal, 20 g vet, waarvan 5 g verzadigd vet, 50 g koolhydraten, waarvan 7 g suikers, 10 g vezel, 25 g eiwit, 0,5 g zout
+Plusoptie per persoon: voeg 50 gram volkoren quinoa toe
(+ 142 kcal = 647 kcal totaal)

GEROERBAKT VARKENSVLEES MET PAKSOI

Voor 2 personen
stukje gemberwortel (grootte van 1 duim)
½ Spaanse peper
2 (rode) uien
1 paksoi
150 gram hamlap
150 gram volkoren noedels
2 eetlepels olie
1 eetlepel sojasaus of ketjap manis
limoensap of citroensap

1. Schil het stukje gember en rasp het grof.
2. Snijd de Spaanse peper in smalle ringetjes.
3. Maak de uien en de paksoi schoon. Snijd de uien in snippers en de paksoi in repen.
4. Snijd het vlees in smalle reepjes.
5. Kook de noedels in ruim water volgens de gebruiksaanwijzing.
6. Verwarm de olie in een wok of braadpan en roerbak het vlees hierin bruin.
7. Fruit de ui, de peper en de gember mee.
8. Voeg de paksoi toe en roerbak de groente in enkele minuten gaar.
9. Maak het geheel op smaak met de sojasaus en een beetje limoen- of citroensap.

Voedingswaarde per persoon: 490 kcal, 15 g vet, waarvan 2 g verzadigd vet, 55 g koolhydraten, waarvan 9 g suikers, 10 g vezel, 30 g eiwit, 0,7 g zout
+Plusoptie per persoon: voeg 50 gram volkoren noedels toe (+ 160 kcal = 650 kcal totaal)

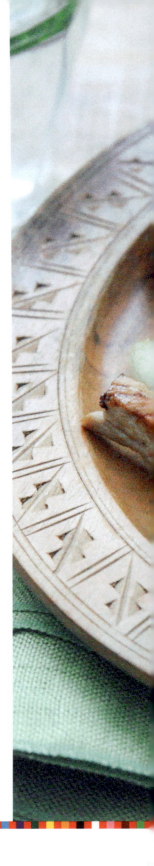

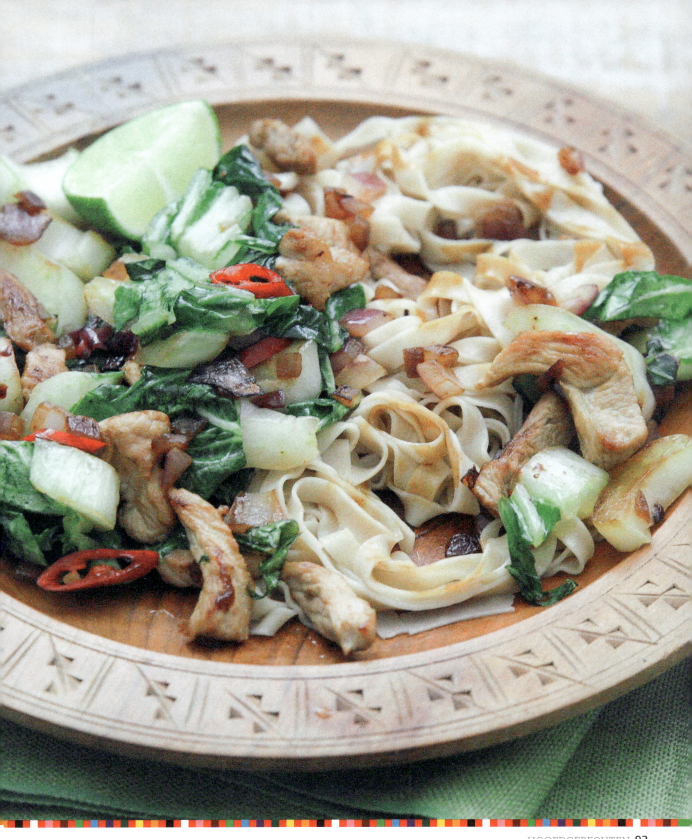

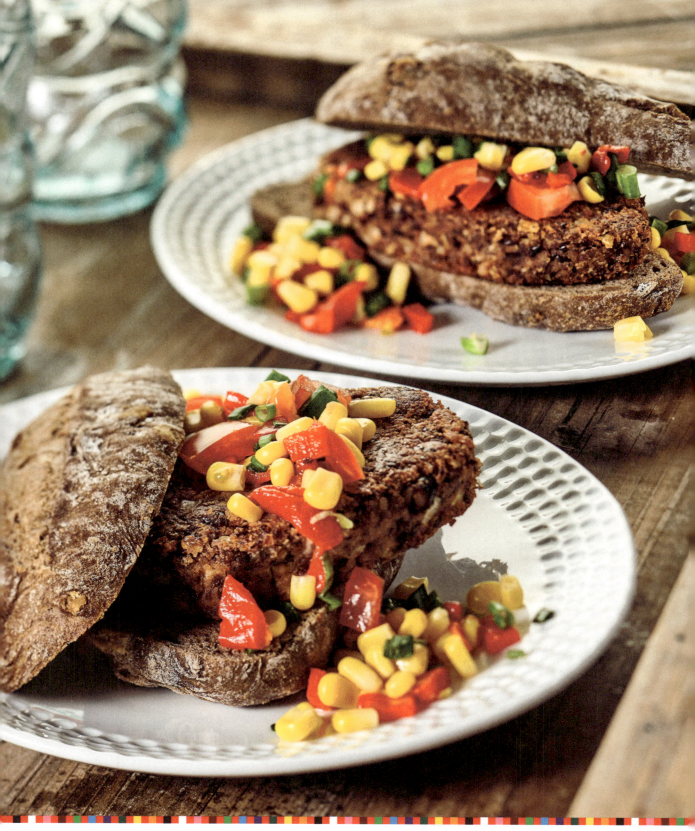

ZWARTE BONENBURGERS MET MAÏSSALADE

Voor 2 personen

1 ui
2 teentjes knoflook
1 blik zwarte bonen (uitlekgewicht 200 gram)
3 eetlepels havermout
2 eetlepels lijnzaad
1 theelepel komijnzaad
½ theelepel gerookt paprikapoeder
peper
150 gram maïs, diepvries
1 tomaat
125 gram gegrilde paprika's (koeling, zonder zout)
1 stengel bosui
3 takjes koriander
2 eetlepels olie
limoensap
2 volkoren bolletjes

1. Pel de ui en knoflook, snijd ze fijn en doe ze in een kom.
2. Laat de zwarte bonen uitlekken in een zeef en spoel ze af.
3. Voeg de bonen, de havermout, het lijnzaad, het komijnzaad, het paprikapoeder en peper toe.
4. Meng het bonenmengsel en knijp de bonen daarbij fijn.
5. Vorm er twee burgers van en laat ze even rusten in de koelkast.
6. Kook de maïs volgens de gebruiksaanwijzing en laat hem afkoelen.
7. Was de tomaat en snijd hem in kleine stukjes.
8. Snijd de gegrilde paprika in stukjes.
9. Was de bosui en snijd hem in kleine ringen.
10. Was de koriander en knip of snijd de blaadjes klein.
11. Meng de maïs, de tomaat, de paprika, de bosui en de koriander in een kom.
12. Voeg als dressing een eetlepel olie en een eetlepel limoensap toe.
13. Verwarm een eetlepel olie in een koekenpan en bak de burgers aan beide kanten 2 minuten.
14. Snijd de bolletjes open en beleg met de burger en de salade.

Voedingswaarde per persoon: 480 kcal, 15 g vet, waarvan 2 g verzadigd vet, 60 g koolhydraten, waarvan 15 g suikers, 15 g vezel, 20 g eiwit, 0,6 g zout
+Plusoptie per persoon: voeg een volkoren bolletje toe (+ 124 kcal = 604 kcal totaal)

AARDAPPELSCHOTEL MET BROCCOLI EN KIP

Voor 2 personen

200 gram kipfilet
3 teentjes knoflook
400 gram broccoli
2 eetlepels olie
1 handje basilicumblaadjes
1 zakje aardappelschijfjes (450 gram)

1. Snijd de kip in dunne reepjes.
2. Pel de knoflook.
3. Maak de broccoli schoon.
4. Verdeel de groente in roosjes. Schil de stelen en snijd ze in stukjes.
5. Bak de knoflook in de olie op een zacht vuur in een wok of koekenpan.
6. Neem de knoflook uit de pan en bak de kipfilet al omscheppend in de achtergebleven olie.
7. Pureer de knoflook met de basilicum met een staafmixer.
8. Kook de aardappelschijfjes en de broccoli met weinig water in ongeveer 4 minuten beetgaar. Laat dit uitlekken.
9. Doe de groente, de aardappelen en de knoflook bij de kip en warm alles goed door.
10. Maak op smaak met peper.

Voedingswaarde per persoon: 445 kcal, 15 g vet, waarvan 2 g verzadigd vet, 40 g koolhydraten, waarvan 1 g suikers, 9 g vezel, 35 g eiwit, 0,2 g zout
+Plusoptie per persoon: voeg 100 gram aardappelschijfjes toe
(+ 86 kcal = 531 kcal totaal)

Het Beter Leven keurmerk, hoe meer sterren, hoe beter het leven van de kip.

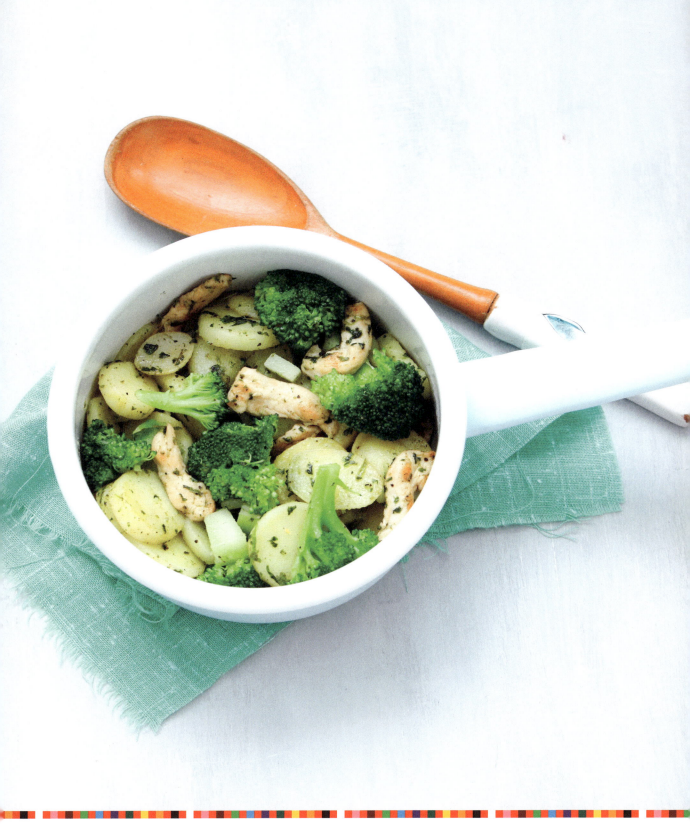

HOOFDGERECHTEN 97

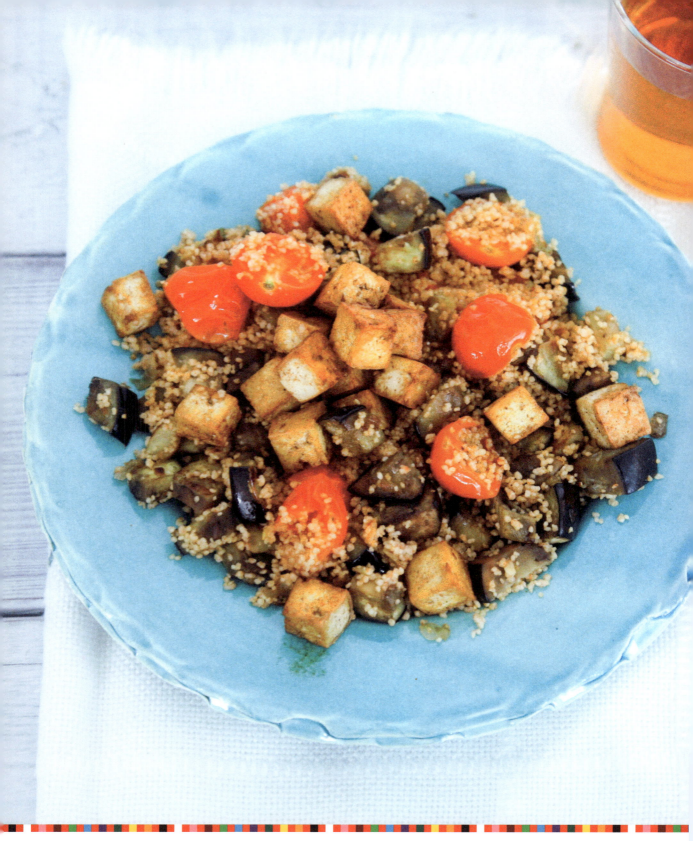

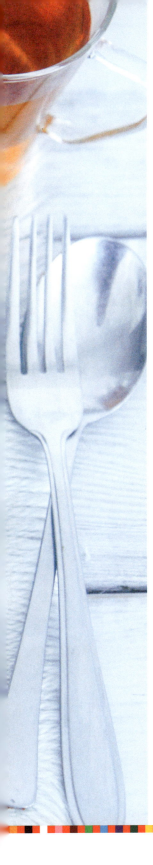

COUSCOUS MET AUBERGINE EN TOFU

Voor 2 personen

1 - 2 aubergines
1 ui
100 gram kerstomaatjes
150 gram volkoren couscous
1 theelepel ras el hanout
¼ groentebouillontablet met minder zout
2 eetlepels olie
150 gram tofu
(gerookt) paprikapoeder

1. Maak de groente schoon.
2. Snijd de aubergines in blokjes, de ui in snippers en halveer de tomaatjes.
3. Doe de couscous in een kom en meng er de ras el hanout door. Gebruik eventueel paprikapoeder.
4. Breng 300 ml water met het stukje bouillontablet aan de kook en schenk dit over de couscous. Roer met een vork alles los en laat de couscous afgedekt 5 minuten wellen.
5. Verwarm 1 eetlepel olie en fruit hierin de ui glazig.
6. Doe de blokjes aubergine bij de ui en roerbak de groente in een paar minuten gaar.
7. Bak de gehalveerde tomaatjes kort mee.
8. Snijd de tofu in blokjes en meng er (gerookt) paprikapoeder door.
9. Bak de tofu in de rest van de olie bruin.
10. Maak de groente op smaak met wat paprikapoeder.
11. Meng de groente door de couscous. Schep de tofu er op.

Voedingswaarde per persoon: 510 kcal, 15 g vet, waarvan 3 g verzadigd vet, 60 g koolhydraten, waarvan 11 g suikers, 15 g vezel, 20 g eiwit, 0,2 g zout
+Plusoptie per persoon: voeg 50 gram volkoren couscous toe (+ 124 kcal = 634 kcal totaal)

MIE MET RUNDERREEPJES EN GROENTE

Voor 2 personen

150 gram volkoren mie
1 (rode) ui
250 gram broccoli
100 gram peultjes
1 eetlepel olie
150 gram runderreepjes
2 eetlepels zwarte bonensaus (toko)
100 gram taugé

1. Kook de mie volgens de gebruiksaanwijzing op de verpakking.
2. Maak de groente schoon.
3. Snijd de ui in snippers, de broccoli in roosjes en halveer de peultjes.
4. Verhit de olie in een wok of braadpan en bak hierin het vlees aan alle kanten bruin.
5. Neem het vlees uit de pan.
6. Fruit de ui in de wok glazig.
7. Voeg de broccoli en de peultjes toe met een scheutje water en de zwarte bonensaus. Laat de groente in een paar minuten gaar worden.
8. Was de taugé in een vergiet.
9. Meng de uitgelekte mie en de taugé door het groentemengsel en warm het geheel goed door.
10. Schep de runderreepjes erdoor.

Voedingswaarde per persoon: 515 kcal, 9 g vet, waarvan 1 g verzadigd vet, 65 g koolhydraten, waarvan 12 g suikers, 10 g vezel, 40 g eiwit, 1 g zout
+Plusoptie per persoon: voeg 25 gram volkoren noedels toe (+ 80 kcal = 595 kcal totaal)

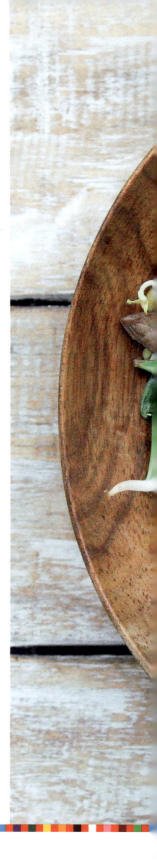

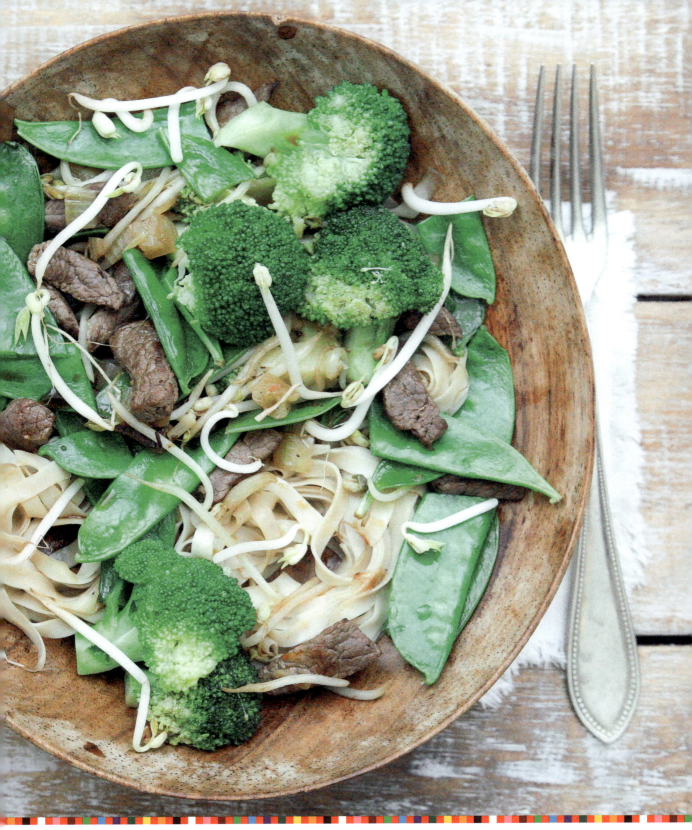

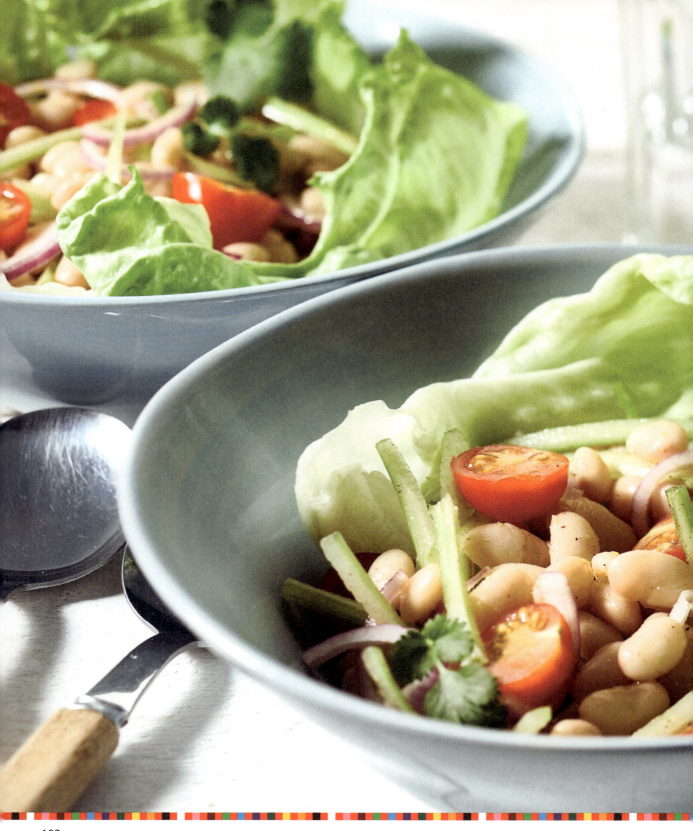

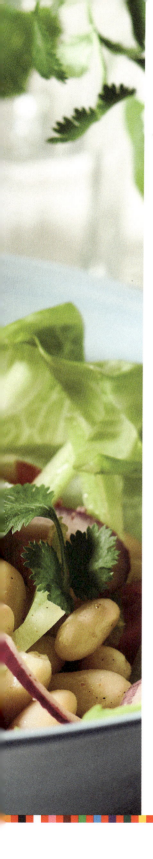

WITTE BONENSALADE MET CITROEN EN KORIANDER

Voor 2 personen

1 à 2 kleine blikken witte bonen, limabonen of reuze bonen (uitlekgewicht totaal 450 gram)
1 citroen
1 rode ui
1 stengel bleekselderij
2 eetlepels olie
½ theelepel gemalen komijn (djinten)
½ theelepel gemalen koriander (ketoembar)
6 takjes koriander
250 gram kerstomaatjes
(ijsberg)slabladen
2 volkoren boterhammen

1. Laat de bonen uitlekken en spoel ze af.
2. Boen de citroen goed schoon en rasp wat van de schil af. Pers de citroen uit.
3. Maak de ui en de bleekselderij schoon.
4. Snijd de ui in halve ringen en de bleekselderij in smalle reepjes.
5. Maak een dressing van citroensap, citroenrasp, de olie, de komijn, de koriander en wat peper.
6. Meng de dressing, de ui en de bleekselderij door de bonen en laat dit op een koele plaats een half uur intrekken.
7. Was de koriander en de tomaatjes.
8. Knip de koriander klein en halveer de tomaatjes.
9. Meng de groente door de bonen.
10. Bedek een schaal met gewassen slabladen en schep de bonensalade er op.
11. Serveer de salade met de volkoren boterhammen.

Voedingswaarde per persoon: 520 kcal, 15 g vet, waarvan 2 g verzadigd vet, 60 g koolhydraten, waarvan 10 g suikers, 20 g vezel, 25 g eiwit, 1,8 g zout
+Plusoptie per persoon: voeg een volkoren boterham toe (+ 82 kcal = 602 kcal totaal)

KIP OP TIJMAARDAPPELTJES

Voor 2 personen

2 kippenbouten
3 eetlepels olie
400 gram kleine aardappelen
2 courgettes
1 teentje knoflook
tijm
2 sjalotjes

1. Warm de oven voor op 200° C.
2. Neem het vel van de kip, bestrijk ze met een eetlepel olie en bestrooi het vlees met peper.
3. Leg de bouten in een ovenvaste schaal en laat de kip 20 minuten in de hete oven bakken.
4. Boen de aardappelen schoon en snijd ze in tweeën of vieren.
5. Was de courgettes en snijd ze in dunne plakken.
6. Pers het teentje knoflook uit boven een grote kom en voeg peper, royaal tijm en de rest van de olie toe. Schep hier gescheiden van elkaar de aardappelparten en courgette door.
7. Schik de aardappelen om de kippenbouten en laat het geheel nog 15 minuten bakken.
8. Maak de sjalotten schoon en snijd ze in parten.
9. Strooi de partjes sjalot en de courgette over de aardappelen en laat het geheel nog 15 minuten bakken.

Voedingswaarde per persoon: 515 kcal, 25 g vet, waarvan 5 g verzadigd vet, 40 g koolhydraten, waarvan 4 g suikers, 5 g vezel, 35 g eiwit, 0,3 g zout
+Plusoptie per persoon: voeg een kleine aardappel (50 gram) en een eetlepel olie toe (+ 133 kcal = 648 kcal totaal)

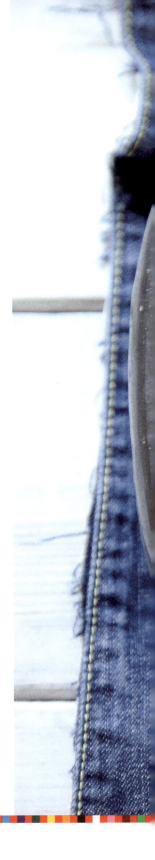

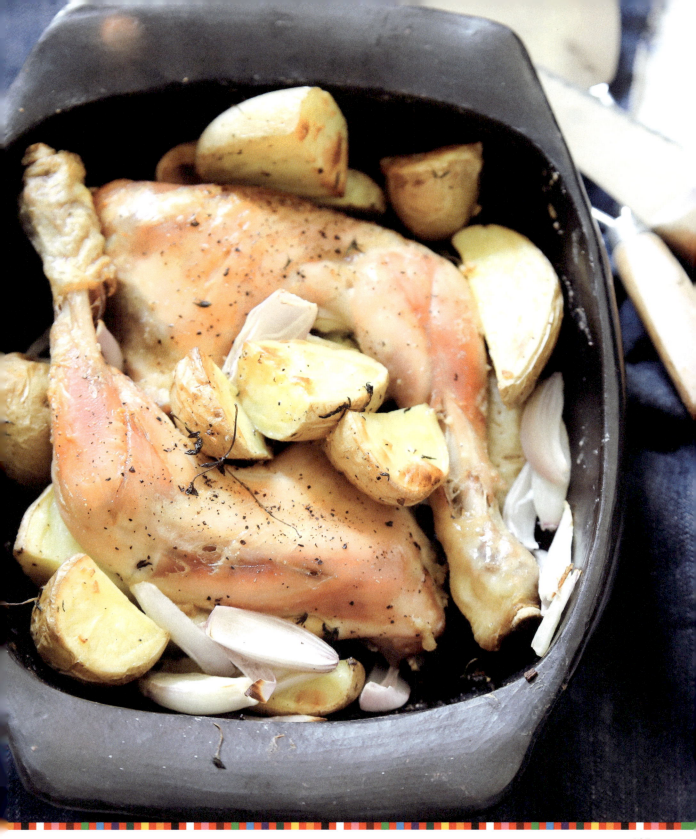

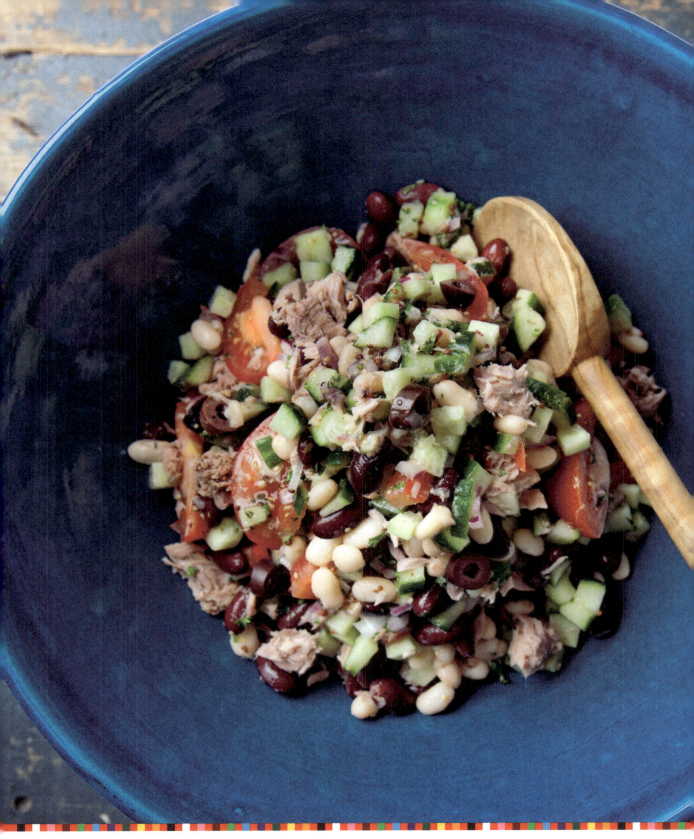

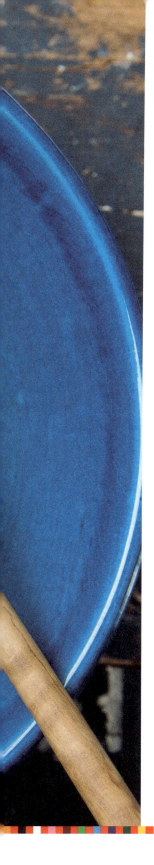

BONENSALADE MET TONIJN

Voor 2 personen

1 blik witte bonen (uitlekgewicht 200 gram)
1 blikje kidneybeans (uitlekgewicht 125 gram)
½ (rode) ui
3 takjes peterselie
1 eetlepel citroensap
2 eetlepels olie
1 theelepel mosterd
1 theelepel Italiaanse keukenkruiden
½ komkommer
3 tomaten
5 olijven zonder pit
1 blikje tonijn op water (naturel)

1. Laat de bonen uitlekken in een zeef en spoel ze af.
2. Snijd de ui heel fijn.
3. Was de peterselie en knip het kruid klein.
4. Maak een dressing van het citroensap, 1 eetlepel water, de olie, de mosterd, de keukenkruiden en peper.
5. Schep de dressing, de ui en de peterselie door de bonen. Laat dit op een koele plaats intrekken.
6. Was de komkommer en snijd hem in kleine blokjes.
7. Was de tomaten en snijd ze in parten.
8. Snijd de olijven in plakjes.
9. Laat de tonijn uitlekken en verdeel de vis in stukjes.
10. Meng alles door de bonen en voeg eventueel nog wat citroensap en peper toe.

Voedingswaarde per persoon: 415 kcal, 15 g vet, waarvan 2 g verzadigd vet, 35 g koolhydraten, waarvan 9 g suikers, 15 g vezel, 30 g eiwit, 0,8 g zout
+Plusoptie per persoon: voeg een volkoren boterham toe (+ 82 kcal = 497 kcal totaal)

HOOFDGERECHTEN

PERZISCHE RIJST MET AMANDELEN

Voor 2 personen

5 saffraandraadjes
150 gram zilvervliesrijst
1 ui
1 teentje knoflook
3 takjes peterselie
1 aubergine
1 courgette
1 eetlepel olie
1 eetlepel vloeibare margarine
¼ theelepel kaneel
¼ theelepel gemalen kardemom
50 gram amandelen, ongezouten
1 handje rozijnen

1. Voeg de saffraandraadjes toe aan een paar eetlepels heet water en laat dit een paar minuten staan.
2. Kook de rijst samen met de saffraan volgens de gebruiksaanwijzing op de verpakking.
3. Pel de ui en de knoflook en snijd ze klein.
4. Was de peterselie en knip of snijd het blad fijn.
5. Was de aubergine en de courgette en snijd deze in plakken van ½ cm.
6. Meng een eetlepel olie door de aubergine en courgette en bak ze in de (grill)pan in 10-15 minuten gaar.
7. Fruit de ui en daarna de knoflook in de margarine.
8. Breng op smaak met kaneel en kardemom.
9. Was de rozijnen.
10. Voeg de amandelen en rozijnen toe en bak ze een paar minuten mee.
11. Meng de rijst door het amandel-rozijnenmengsel.
12. Schep de gegrilde groente op de rijst en garneer met peterselie.

Voedingswaarde per persoon: 505 kcal, 25 g vet, waarvan 2 g verzadigd vet, 55 g koolhydraten, waarvan 10 g suikers, 8 g vezel, 10 g eiwit, < 0,1 g zout
+Plusoptie per persoon: voeg 25 gram zilvervliesrijst toe (+ 82 kcal = 587 kcal totaal)

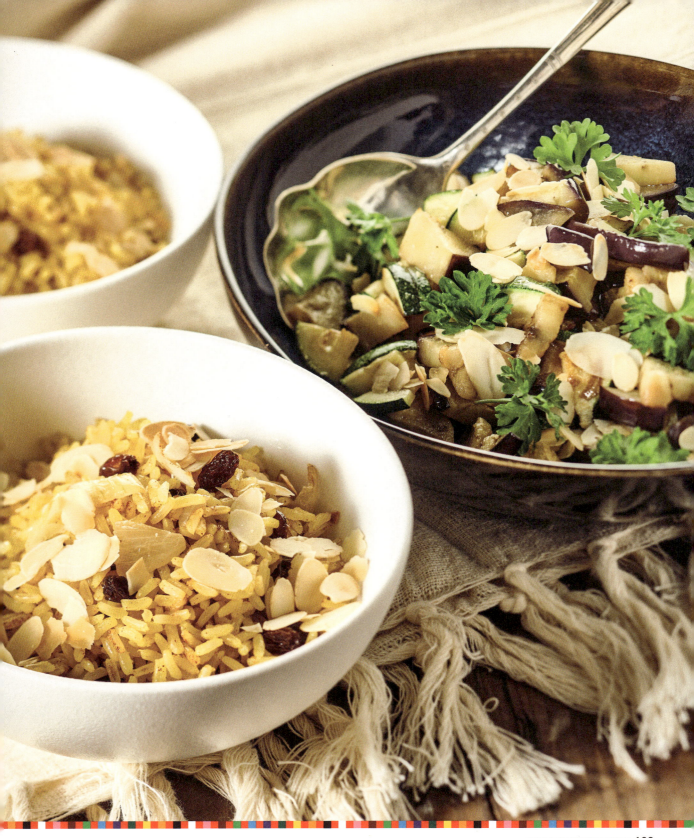

HOOFDGERECHTEN 109

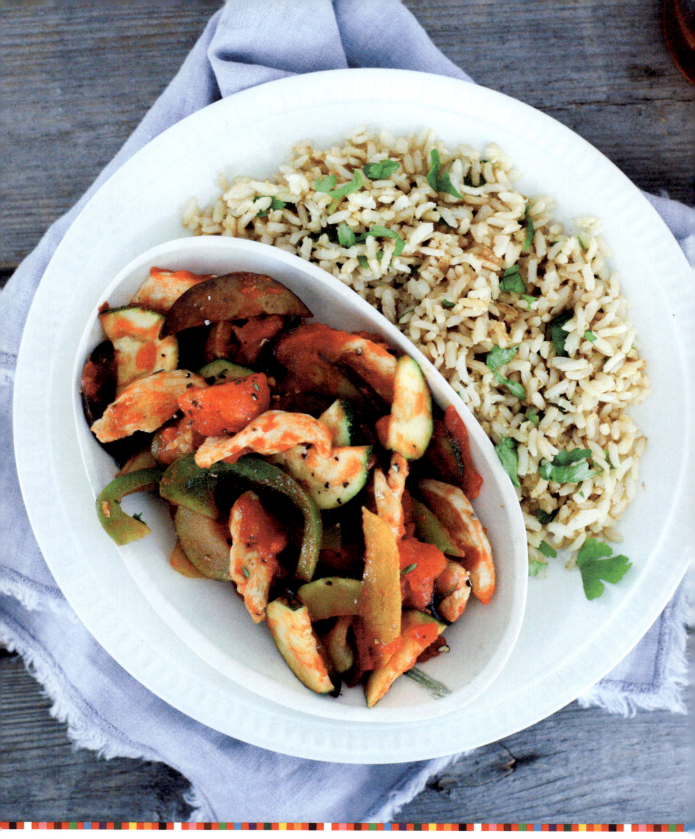

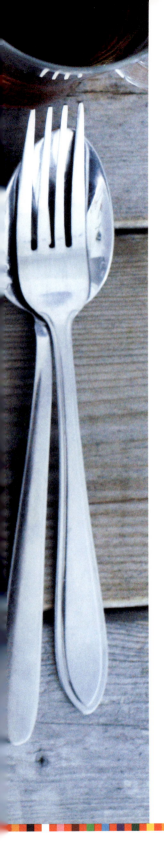

RATATOUILLE MET KIP EN ZILVERVLIESRIJST

Voor 2 personen

150 gram zilvervliesrijst
1 groene en 1 gele paprika
1 kleine aubergine
1 kleine courgette
1 teentje knoflook
1 kipfilet
1 eetlepel olie
½ eetlepel tijm
150 gram tomatenblokjes zonder zout
3 takje peterselie

1. Kook de zilvervliesrijst volgens de gebruiksaanwijzing op de verpakking.
2. Maak de groente schoon. Snijd de paprika's in repen, de aubergine en de courgette in halve plakken en de knoflook in snippers.
3. Snijd de kipfilet in smalle reepjes. Bak de kip in de hete olie bruin.
4. Voeg alle groente toe met de tijm en de tomatenblokjes met wat sap. Smoor het geheel in 10 minuten gaar.
5. Was de peterselie en knip het klein.
6. Maak de ratatouille op smaak met de peterselie en wat peper en meng de rijst er door.

Voedingswaarde per persoon: 465 kcal, 9 g vet, waarvan 2 g verzadigd vet, 65 g koolhydraten, waarvan 9 g suikers, 9 g vezel, 25 g eiwit, 0,1 g zout
+Plusoptie per persoon: voeg 50 gram zilvervliesrijst (+ 164 kcal = 629 kcal totaal)

TORTILLA MET KIKKERERWTEN

Voor 2 personen

1 komkommer
3 takjes peterselie
azijn
2 (rode) uien
1 eetlepel olie
1 blikje kikkererwten
4 eieren
mespunt oregano
4 volkoren boterhammen

1. Was de komkommer en schaaf hem met een kaasschaaf in lange plakken.
2. Was de peterselie en knip of snijd het klein.
3. Meng de peterselie en 3 eetlepels azijn door de komkommer.
4. Pel de uien en snijd ze in halve ringen.
5. Verwarm de olie in een koekenpan en bak hierin de uien in 15 minuten gaar en goudgeel.
6. Laat de kikkererwten uitlekken en spoel ze af.
7. Schep de kikkererwten met wat peper door de uien en laat ze kort mee warmen.
8. Klop de eieren met wat peper en oregano los en giet ze in de pan.
9. Laat de eieren in een paar minuten gaar worden.
10. Keer de tortilla met behulp van een plat deksel of een groot bord en bak de andere kant nog een paar minuten.
11. Serveer de tortilla met de komkommersalade en het brood.

Voedingswaarde per persoon: 485 kcal, 20 g vet, waarvan 5 g verzadigd vet, 45 g koolhydraten, waarvan 6 g suikers, 15 g vezel, 30 g eiwit, 1,2 g zout
+Plusoptie per persoon: voeg een ei toe (+ 64 kcal = 549 kcal totaal)

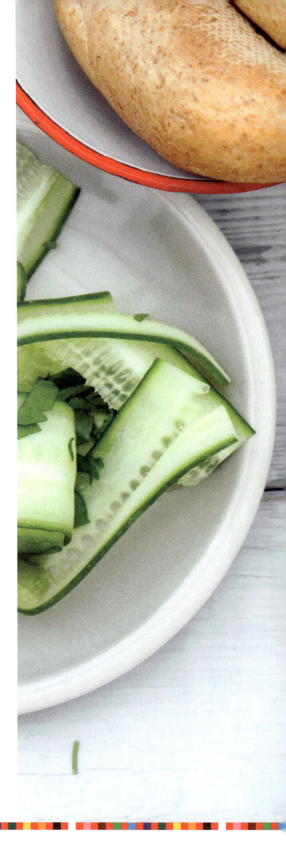

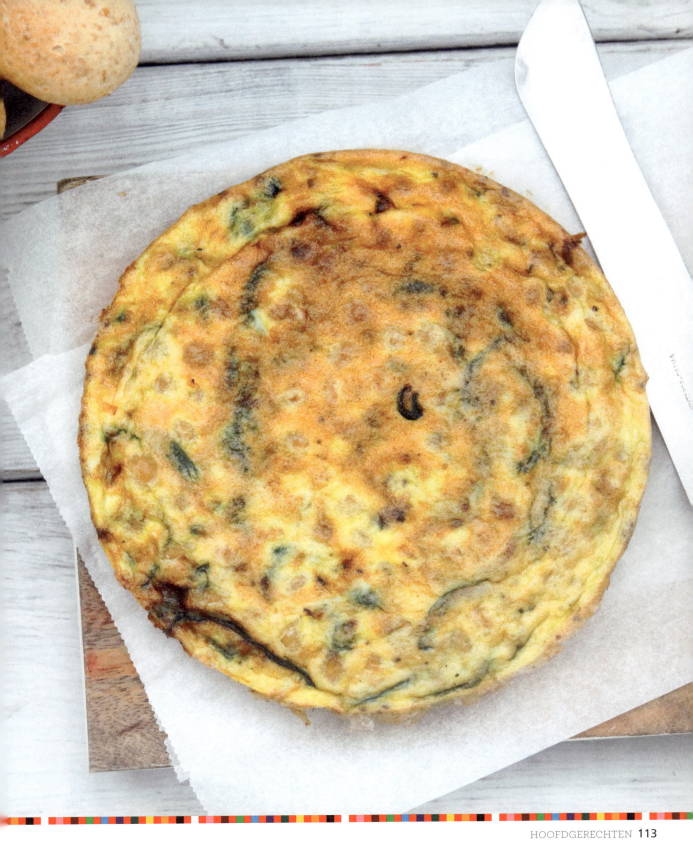

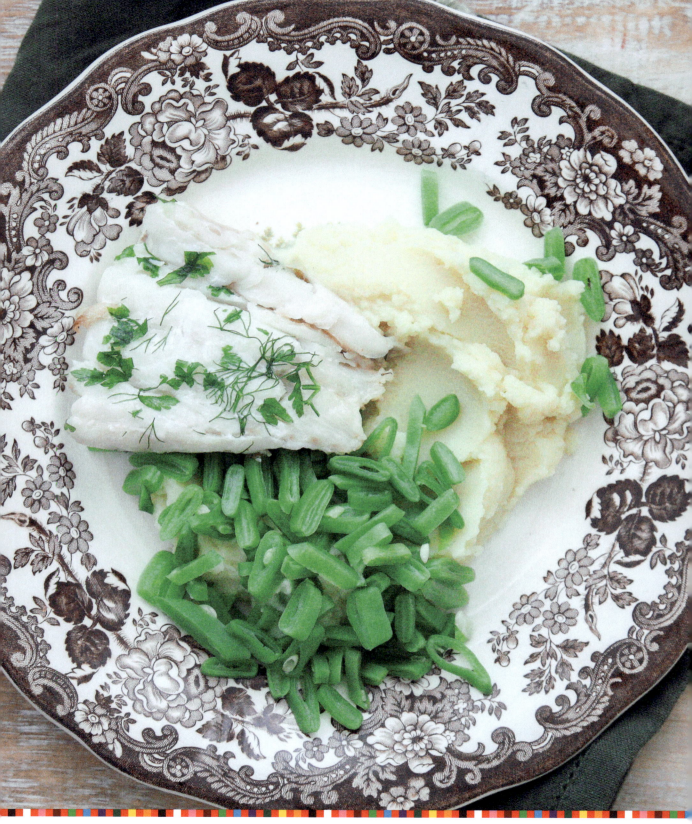

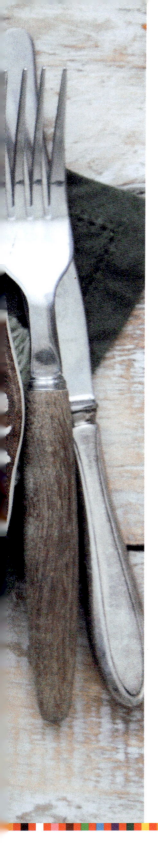

GESTOOFDE KABELJAUW MET AARDAPPELPUREE

Voor 2 personen

450 gram aardappelen
150 ml halfvolle melk
nootmuskaat
400 gram snijbonen
2 moten kabeljauw of klein staartstuk
6 takjes peterselie
2 eetlepels vloeibare margarine
100 ml bouillon met minder zout
1 eetlepel dille (vers of uit de diepvries)

1. Schil de aardappelen en kook ze in weinig water.
2. Giet de aardappelen af en stamp ze fijn.
3. Maak er met hete melk een puree van en breng op smaak met nootmuskaat.
4. Was de snijbonen en snijd ze in kleine stukjes.
5. Kook de snijbonen in ongeveer 6 minuten gaar.
6. Dep de vis droog en bestrooi de vis met peper.
7. Maak de peterselie schoon en knip het klein.
8. Verwarm de margarine en bak hierin de vis voorzichtig aan een kant bruin.
9. Schenk de bouillon erbij met de kruiden en stoof de vis in 10 minuten gaar.

Voedingswaarde per persoon: 455 kcal, 10 g vet, waarvan 3 g verzadigd vet, 45 g koolhydraten, waarvan 7 g suikers, 10 g vezel, 35 g eiwit, 0,6 g zout
+Plusoptie per persoon: voeg een kleine aardappel toe (+ 43 kcal = 498 kcal totaal)

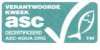
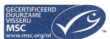

DUURZAME VIS
Voor visliefhebbers is er de VISwijzer op www.goedevis.nl en bestaan de keurmerken ASC en MSC voor duurzame vis.

LAMSVLEES MET KORIANDER

Voor 2 personen

150 gram zilvervliesrijst

2 courgettes

2 eetlepels vloeibare margarine

2 stengels bleekselderij

1 (rode) ui

200 gram lamslap

1 theelepel gemalen koriander

1 laurierblad

4 takjes koriander

1. Kook de rijst volgens de gebruiksaanwijzing op de verpakking.
2. Was de courgettes, halveer ze in de lengte en snijd ze in plakken.
3. Verwarm een eetlepel margarine en bak de courgette in 5 minuten gaar.
4. Maak de bleekselderij schoon en snijd de stengels in smalle boogjes.
5. Pel de ui en snijd hem in dunne partjes.
6. Snijd het lamsvlees in blokjes en bestrooi ze met peper en de gemalen koriander.
7. Verwarm de margarine in een braadpan en bak hierin het vlees bruin.
8. Bak de ui en de bleekselderij kort mee.
9. Voeg het laurierblad en 150 ml heet water toe en stoof het vlees in 30 minuten gaar.
10. Strooi er kleingesneden koriander over.

Voedingswaarde per persoon: 525 kcal, 20 g vet, waarvan 5 g verzadigd vet, 55 g koolhydraten, waarvan 4 g suikers, 7 g vezel, 30 g eiwit, 0,3 g zout
+Plusoptie per persoon: voeg 25 gram zilvervliesrijst toe (+ 82 kcal = 607 kcal totaal)

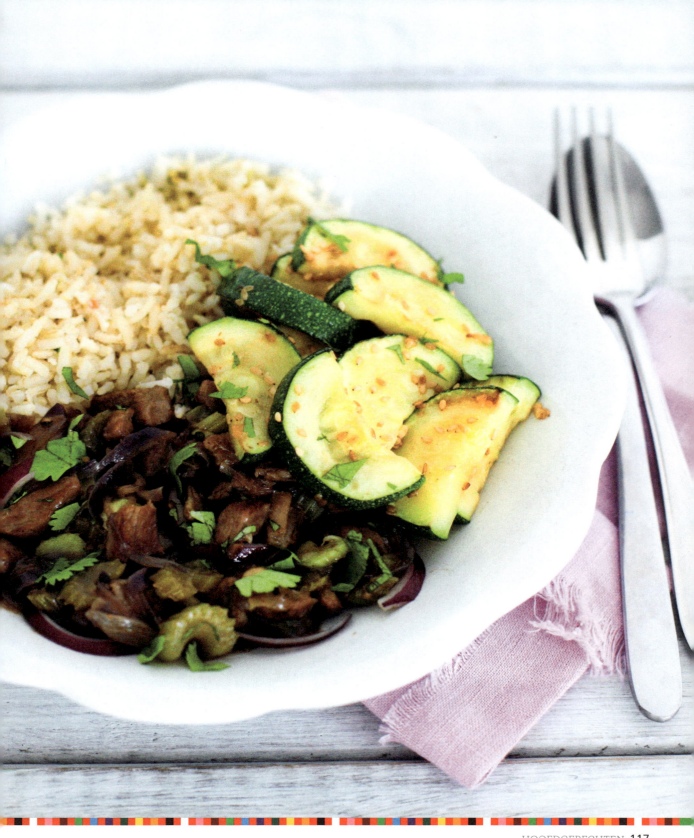

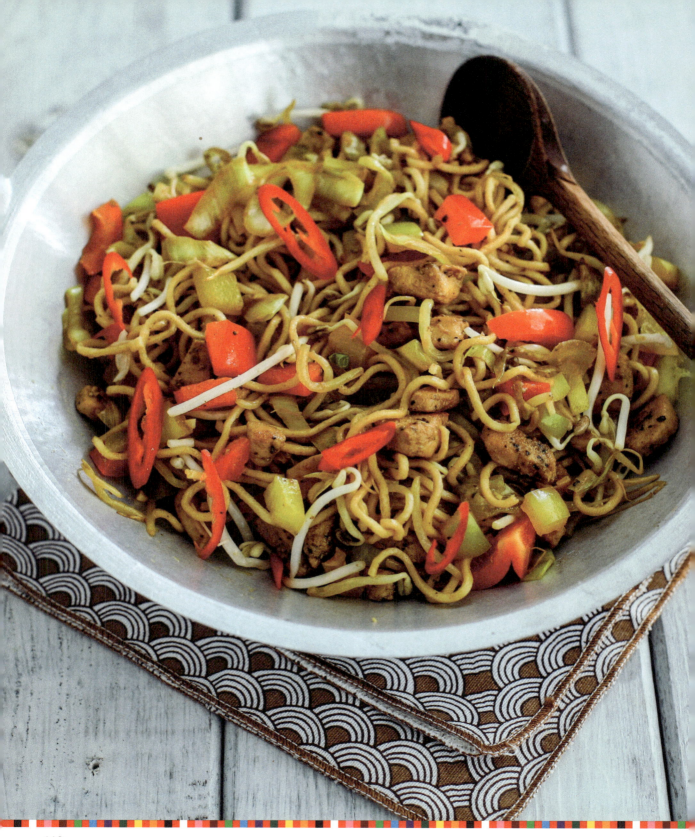

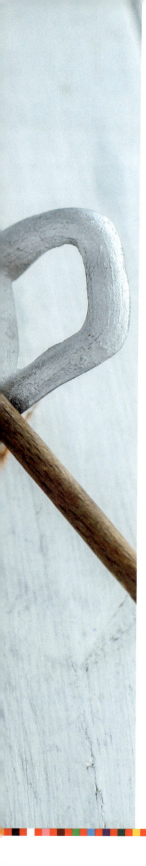

NOEDELS MET KIP

Voor 2 personen

1 prei
1 gele en 1 rode paprika
1 Spaanse peper
1 kipfilet
gemberpoeder
175 gram volkoren noedels
1 eetlepel olie
1 teentje knoflook
100 gram taugé

1. Maak de prei, de paprika en de peper schoon. Snijd de prei in dunne ringen en de paprika's in blokjes. Snijd de peper in ringetjes.
2. Snijd de kip in blokjes en bestrooi ze met peper en gemberpoeder.
3. Kook de noedels in ruim water volgens de gebruiksaanwijzing.
4. Verwarm de olie en bak hierin de kip bruin. Pers er het teentje knoflook boven uit.
5. Voeg de paprika, de reepjes peper en de prei toe en stoof het geheel in 6-10 minuten gaar.
6. Was de taugé in een vergiet.
7. Laat de gare noedels uitlekken.
8. Schep de taugé en de noedels door het kipmengsel en laat het geheel op hoog vuur goed heet worden.

Voedingswaarde per persoon: 480 kcal, 9 g vet, waarvan 2 g verzadigd vet, 65 g koolhydraten, waarvan 9 g suikers, 10 g vezel, 30 g eiwit, 0,6 g zout
+*Plusoptie per persoon: voeg 25 gram volkoren noedels toe (+ 80 kcal = 560 kcal totaal)*

BIETJESSALADE MET WALNOOTDRESSING

Voor 2 personen

2 grote aardappelen
4 eetlepels halfvolle Biogarde
4 sprietjes bieslook
4 eieren
6 halve walnoten
1 sinaasappel
1 eetlepel (walnoot)olie
1½ eetlepel citroensap
500 gram gekookte rode bietjes

1. Verwarm de oven voor op 200° C.
2. Prik met een satéprikker enkele gaatjes in de gewassen aardappelen.
3. Pak ze in met aluminiumfolie en laat ze in 40-50 minuten gaar worden in de oven.
4. Was de bieslook en knip de sprieten klein.
5. Meng de yoghurt met de bieslook tot een sausje voor op de aardappels.
6. Kook de eieren in weinig water in 10 minuten hard.
7. Wrijf 2 halve walnoten fijn en hak de rest grof.
8. Schil de sinaasappel dik en snijd de parten uit de vliezen.
9. Vang het sinaasappelsap op en maak er met de fijngewreven walnoten, de olie, citroensap en wat peper een dressing van.
10. Stroop het vel van de bietjes en snijd ze in kleine blokjes.
11. Meng er de dressing en de stukjes sinaasappel door en strooi de gehakte walnoten erover.

Voedingswaarde per persoon: 445 kcal, 20 g vet, waarvan 5 g verzadigd vet, 35 g koolhydraten, waarvan 16 g suikers, 10 g vezel, 20 g eiwit, 0,8 g zout
+Plusoptie per persoon: voeg een grote aardappel toe (+ 86 kcal = 531 kcal totaal)

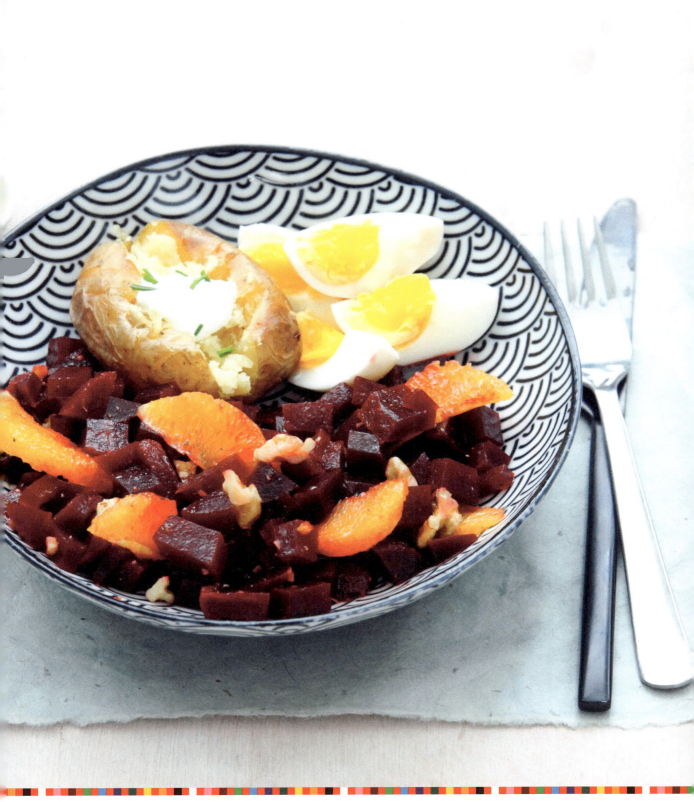

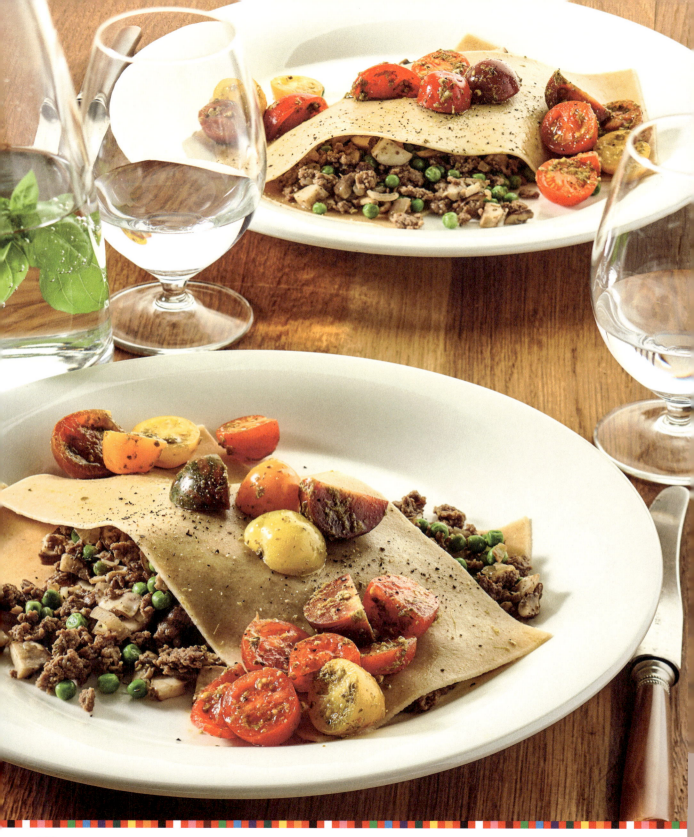

RAVIOLI APERTI

Voor 2 personen

1 eetlepel pijnboompitten
half bosje basilicum
1 teentje knoflook
1 eetlepel olijfolie
4 volkoren lasagnebladen
2 sjalotjes
200 gram (kastanje)champignons
250 gram kerstomaatjes
150 gram rundertartaar
100 gram diepvries doperwtjes
oregano

1. Rooster de pijnboompitten in een droge koekenpan goudbruin en laat ze afkoelen.
2. Was de basilicum. Pel de knoflook.
3. Maal de pijnboompitten met de basilicum, de knoflook, 1 eetlepel water en de olie met de staafmixer tot een grove pasta.
4. Breng ruim water voor de lasagne aan de kook.
5. Maak de sjalotjes, de champignons en de tomaatjes schoon.
6. Snijd de sjalotjes in snippers, de champignons in plakken en halveer de tomaatjes.
7. Kook de lasagne volgens de gebruiksaanwijzing op de verpakking.
8. Bak de tartaar in een droge pan gaar en rul.
9. Bak de sjalotjes mee.
10. Voeg de champignons en de doperwtjes toe en smoor alles in een paar minuten gaar.
11. Maak dit op smaak met peper en wat oregano.
12. Verwarm de basilicumpasta in een pannetje en smoor hierin de tomaatjes zacht.
13. Leg op 2 borden een lasagnevel en verdeel het vlees-groentemengsel erover.
14. Dek dit af met de andere lasagnevellen en schep de kerstomaatjes erover.

Voedingswaarde per persoon: 490 kcal, 15 g vet, waarvan 3 g verzadigd vet, 50 g koolhydraten, waarvan 9 g suikers, 10 g vezel, 35 g eiwit, 0,8 g zout
+Plusoptie per persoon: voeg een lasagneblad toe (+ 71 kcal = 561 kcal totaal)

VEGA CHILI

Voor 2 personen

150 gram zilvervliesrijst
1 ui
1 teentje knoflook
1 rode paprika
1 maïskolf
1 blik kidneybonen (uitlekgewicht 250 gram)
1 eetlepel olie
1 theelepel gemalen komijn
¼ theelepel kaneel
½ theelepel korianderpoeder
½ theelepel cayennepeper
½ theelepel gerookt paprikapoeder
½ blik tomatenblokjes zonder zout

1. Kook de zilvervliesrijst volgens de gebruiksaanwijzing op de verpakking.
2. Pel de ui en de knoflook en snijd ze in kleine stukjes.
3. Was de paprika en snijd hem in kleine stukjes.
4. Was de maïskolf en kook hem in weinig water in 10 minuten gaar.
5. Laat de kidneybonen uitlekken in een zeef en spoel ze af.
6. Verwarm de olie en fruit hierin de ui glazig.
7. Bak de knoflook en de paprika mee.
8. Voeg de komijn, de kaneel, het korianderpoeder, de cayennepeper, het paprikapoeder en de tomatenblokjes toe.
9. Laat 10 minuten zachtjes pruttelen.
10. Voeg de kidneybonen toe en warm het geheel nog een paar minuten door.
11. Serveer de chili met de rijst en de maïs.

Voedingswaarde per persoon: 525 kcal, 9 g vet, waarvan 2 g verzadigd vet, 80 g koolhydraten, waarvan 12 g suikers, 20 g vezel, 20 g eiwit, 0,5 g zout
+Plusoptie per persoon: voeg 25 gram zilvervliesrijst toe
(+ 82 kcal = 607 kcal totaal)

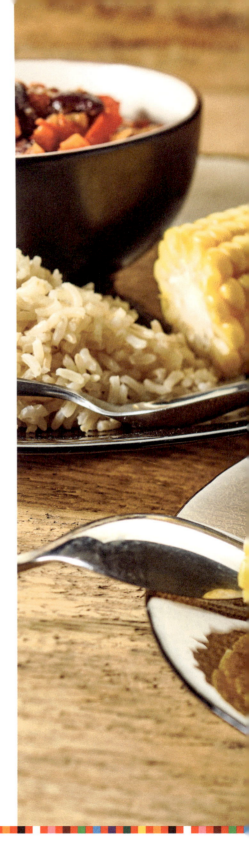

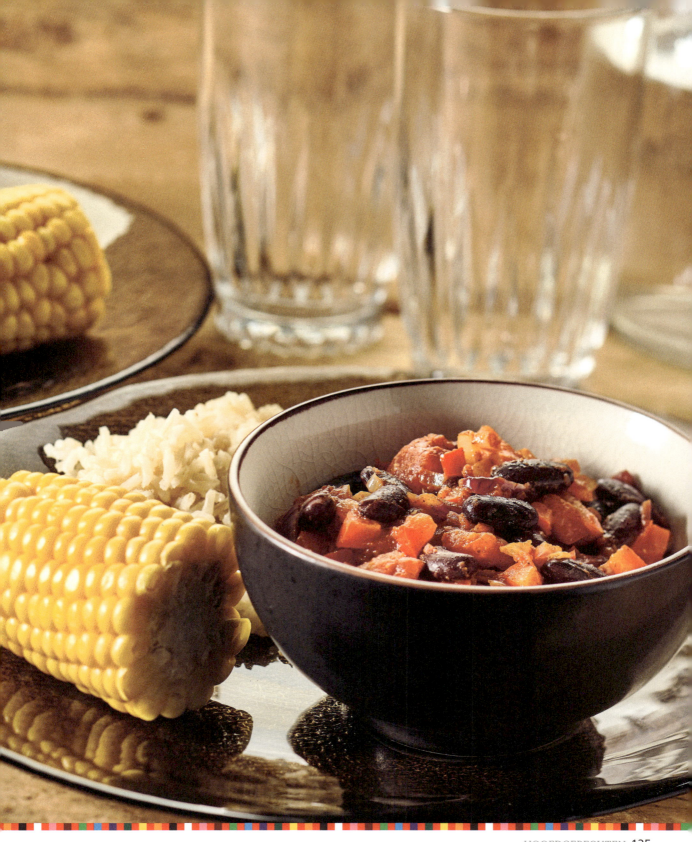

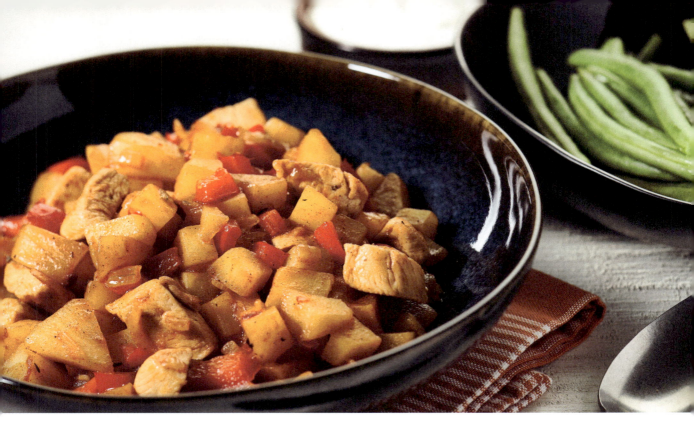

SNELLE KIPGOULASH UIT DE WOK

Voor 2 personen

1 ui
1 rode paprika
400 gram vastkokende aardappelen
200 gram kipfilet
400 gram sperziebonen
1 eetlepel olie
1 eetlepel goulashkruiden zonder zout
¼ bouillontablet met minder zout
2 eetlepels magere Griekse yoghurt

1. Maak de ui en de paprika schoon.
2. Snijd de ui in snippers en de paprika in blokjes.
3. Schil de aardappelen en snijd ze in blokjes.
4. Snijd de kipfilet in blokjes.
5. Was de sperziebonen en halveer ze.
6. Kook de sperziebonen in ongeveer 10 minuten gaar.
7. Verhit de olie en roerbak de kip en de ui in enkele minuten bruin.
8. Bak de goulashkruiden kort mee.
9. Voeg de paprikablokjes, de aardappelblokjes en 200 ml water en het bouillontablet toe en breng dit aan de kook. Kook het gerecht in ongeveer 10 minuten gaar.
10. Schep er aan tafel een lepel yoghurt op.

Voedingswaarde per persoon: 445 kcal, 10 g vet, waarvan 3 g verzadigd vet, 45 g koolhydraten, waarvan 6 g suikers, 10 g vezel, 40 g eiwit, 0,3 g zout
+Plusoptie per persoon: voeg 50 gram aardappelen en een eetlepel olie toe (+ 113 kcal = 558 kcal totaal)

GESTOOFDE PREI MET HAZELNOTEN

Voor 2 personen

450 gram aardappelen
150 ml halfvolle melk
500 gram prei
1 eetlepel vloeibare margarine
50 gram hazelnoten
2 eetlepels hüttenkäse

1. Schil de aardappelen en kook ze in weinig water.
2. Giet de aardappelen af en stamp ze fijn.
3. Maak er met hete melk een puree van.
4. Maak de prei schoon en verwijder het grove groene deel.
5. Snijd de prei in stukken van ongeveer 4 cm.
6. Verwarm de margarine en roerbak hierin de prei kort.
7. Schenk er een scheutje water bij en stoof de prei in ongeveer 10 minuten gaar.
8. Hak de hazelnoten grof en schep de hüttenkäse erdoor.
9. Schep de prei op een schaal en verdeel het notenmengsel erover.

Voedingswaarde per persoon: 480 kcal, 25 g vet, waarvan 3 g verzadigd vet, 45 g koolhydraten, waarvan 9 g suikers, 10 g vezel, 15 g eiwit, 0,3 g zout
+Plusoptie per persoon: voeg 20 gram hazelnoten toe (+ 143 kcal = 623 kcal totaal)

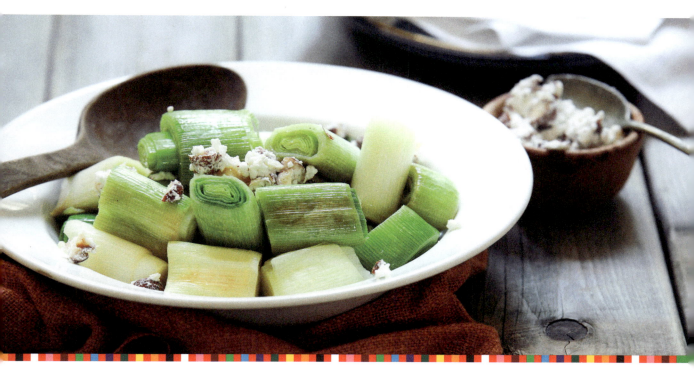

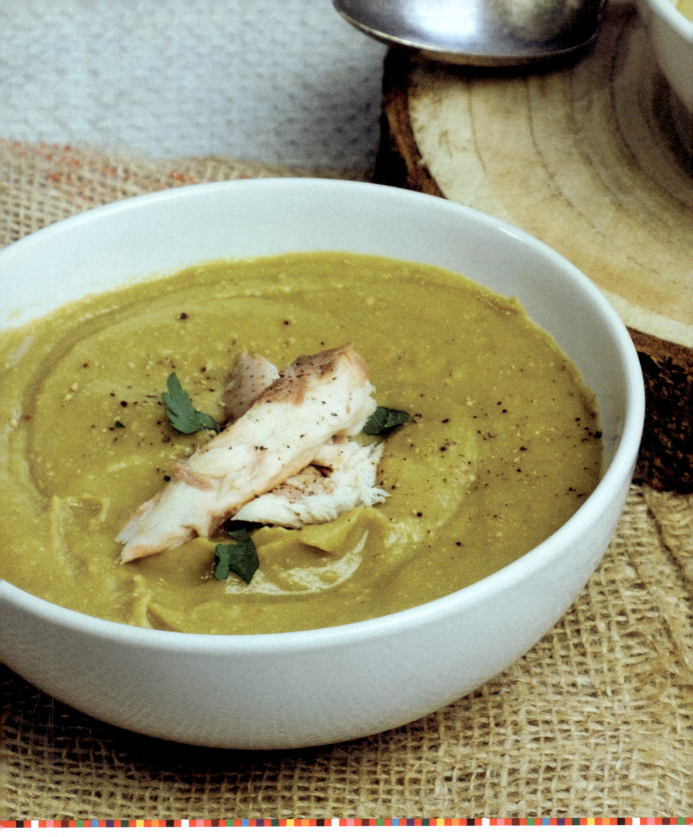

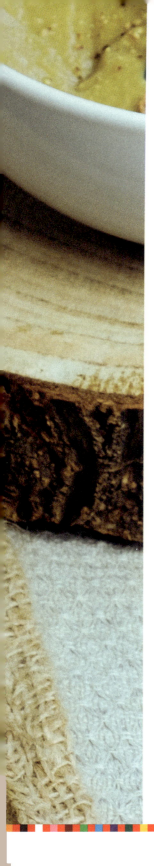

ERWTENSOEP MET MAKREEL

Voor 2 personen

1 ui
stukje knolselderij (ongeveer 150 gram)
1 worteltje
mespunt kerrie
1 eetlepel vloeibare margarine
1 kleine aardappel
¼ groentebouillontablet met minder zout
300 gram diepvries doperwten
150 gram gestoomde makreel
3 takjes bladselderij

1. Maak de groente schoon.
2. Snijd de ui in snippers, de knolselderij in blokjes en de wortel in plakjes.
3. Fruit de groente met de kerrie een paar minuten in de hete margarine.
4. Schil de aardappel en snijd hem in blokjes.
5. Doe de blokjes aardappel, 300 ml water, het stukje bouillontablet en de doperwten in de pan.
6. Breng dit aan de kook en kook de soep 15 minuten.
7. Pureer de soep in de keukenmachine of met een staafmixer.
8. Maak de soep op smaak met wat peper.
9. Verdeel de makreel in stukjes en leg ze in de soep. Garneer met wat bladselderij.

Voedingswaarde per persoon: 460 kcal, 25 g vet, waarvan 5 g verzadigd vet, 30 g koolhydraten, waarvan 5 g suikers, 15 g vezel, 25 g eiwit, 0,8 g zout
+Plusoptie per persoon: voeg 100 gram diepvries doperwten toe (+ 68 kcal = 528 kcal totaal)

NOEDELSALADE MET TOFU EN CASHEWNOTEN

Voor 2 personen

200 gram sperziebonen
100 gram taugé
175 gram volkoren noedels
1 sinaasappel
1 rode paprika
1 rode peper
150 gram tofu
koriander
25 gram ongezouten cashewnoten

1. Maak de sperziebonen schoon en breek ze eenmaal.
2. Was de taugé.
3. Kook de sperziebonen met weinig water in ongeveer 5 minuten net gaar.
4. Kook de laatste halve minuut de taugé mee.
5. Laat de groente uitlekken en afkoelen.
6. Kook de noedels in ruim water volgens de gebruiksaanwijzing op de verpakking.
7. Spoel de noedels met koud water en laat ze goed uitlekken.
8. Boen de sinaasappel goed schoon en rasp wat van de schil.
9. Pers een halve sinaasappel uit en snijd het vruchtvlees van de andere helft in stukjes.
10. Maak de paprika schoon en snijd hem in smalle repen.
11. Maak de peper schoon en snijd hem in ringetjes.
12. Snijd de tofu in blokjes en bak ze in de hete olie bruin. Bak de ringetjes peper kort mee.
13. Voeg het sinaasappelsap, de geraspte sinaasappelschil en de stukjes sinaasappel toe. Meng dit door de noedels en de groente.
14. Maak de salade op smaak met koriander.
15. Hak de cashewnoten grof en strooi ze erover.

Voedingswaarde per persoon: 515 kcal, 15 g vet, waarvan 2 g verzadigd vet, 65 g koolhydraten, waarvan 10 g suikers, 15 g vezel, 25 eiwit, 0,1 g zout
+Plusoptie per persoon: voeg 25 gram volkoren noedels toe (+ 80 kcal = 595 kcal totaal)

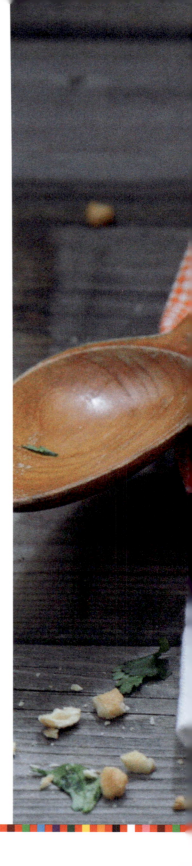

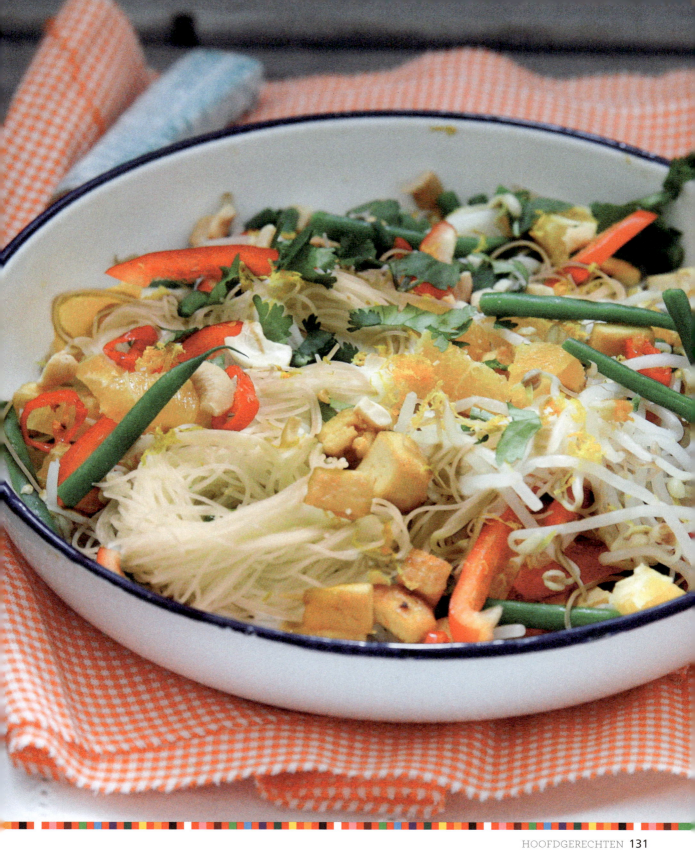

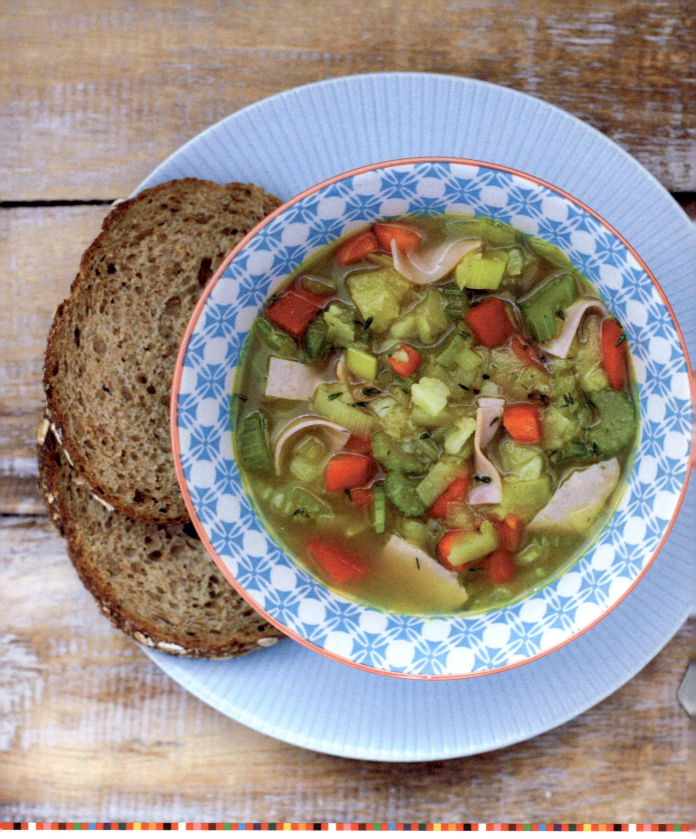

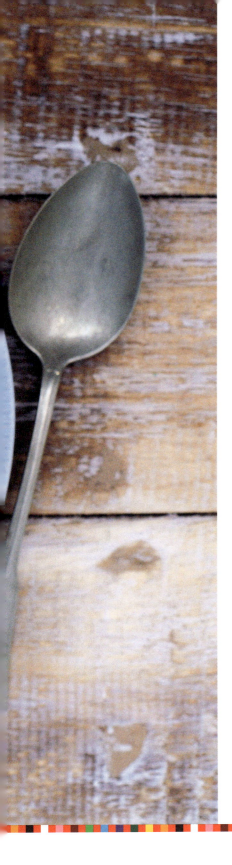

GEVULDE AARDAPPELSOEP

Voor 2 personen

½ struik bleekselderij
1 dunne prei
300 gram aardappelen
2 eetlepels vloeibare margarine
1 theelepel kerrie
1 rode paprika
2 plakjes achterham
mespunt tijm
4 volkoren boterhammen
4 eetlepels hummus, zonder zout

1. Maak de bleekselderij schoon en snijd de stengels in smalle reepjes.
2. Maak de prei schoon en snijd de prei in ringen.
3. Schil de aardappelen en snijd ze in blokjes.
4. Fruit de prei in de margarine en voeg de kerrie en wat peper toe.
5. Doe de bleekselderij en de aardappelblokjes bij de prei en voeg 600 ml water toe. Kook dit in 10 minuten gaar.
6. Maak de paprika schoon en snijd hem in blokjes.
7. Roer krachtig met een houten lepel de stukjes aardappel kapot.
8. Voeg de paprika toe en kook de soep nog 5 minuten.
9. Snijd de ham in reepjes en roer ze door de soep.
10. Maak de soep op smaak met wat tijm.
11. Serveer de soep met volkorenbrood en hummus.

Voedingswaarde per persoon: 520 kcal, 20 g vet, waarvan 3 g verzadigd vet, 65 g koolhydraten, waarvan 6 g suikers, 10 g vezel, 20 g eiwit, 1,7 g zout
+Plusoptie per persoon: voeg een volkoren boterham en een eetlepel hummus toe (+ 130 kcal = 650 kcal totaal)

GEROERBAKTE KALKOEN MET SPITSKOOL EN GEMBER

Voor 2 personen

150 gram zilvervliesrijst
stukje gemberwortel (grootte van 1 duim)
½ rode of groene peper
1 eetlepel ketjap manis
2 theelepels citroensap
200 gram kalkoenfilet
500 gram spitskool
1 gele paprika
2 eetlepels vloeibare margarine
1 teentje knoflook

1. Kook de rijst volgens de aanwijzingen op de verpakking.
2. Schil het stukje gemberwortel en rasp het fijn.
3. Snijd het stukje peper fijn.
4. Maak een marinade van de gemberwortel, de peper, de ketjap en het citroensap.
5. Snijd de kalkoenfilet in blokjes. Marineer het vlees 1 uur afgedekt in de koelkast in het mengsel.
6. Maak de spitskool schoon en snijd de spitskool in repen.
7. Maak de paprika schoon en snijd hem in blokjes.
8. Verwarm de margarine in een wok of braadpan en roerbak hierin de kalkoen in enkele minuten bruin. Pers het teentje knoflook erboven uit.
9. Voeg de paprika en de spitskool toe en roerbak het gerecht in 6 minuten verder gaar. Maak het gerecht op smaak met wat peper.

Voedingswaarde per persoon: 490 kcal, 10 g vet, waarvan 2 g verzadigd vet, 60 g koolhydraten, waarvan 8 g suikers, 8 g vezel, 35 g eiwit, 0,4 g zout
+Plusoptie per persoon: voeg 50 gram zilvervliesrijst toe (+ 160 kcal = 650 kcal totaal)

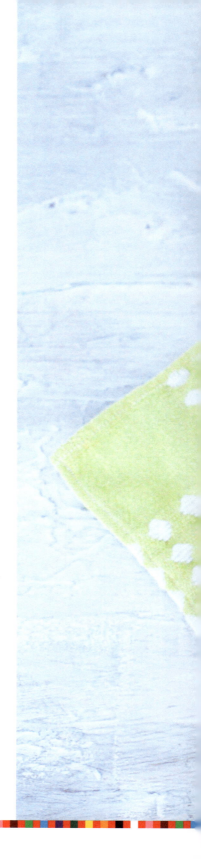

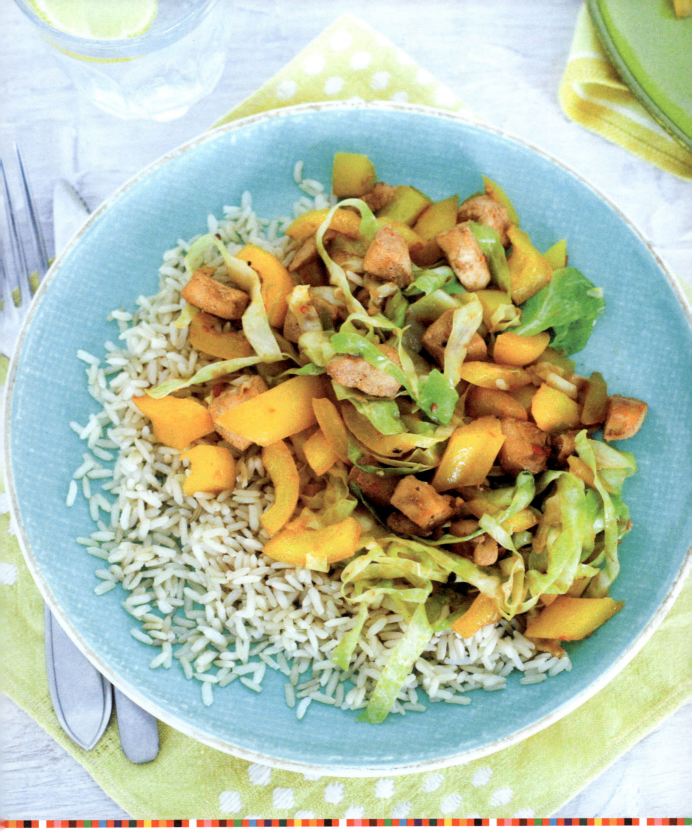

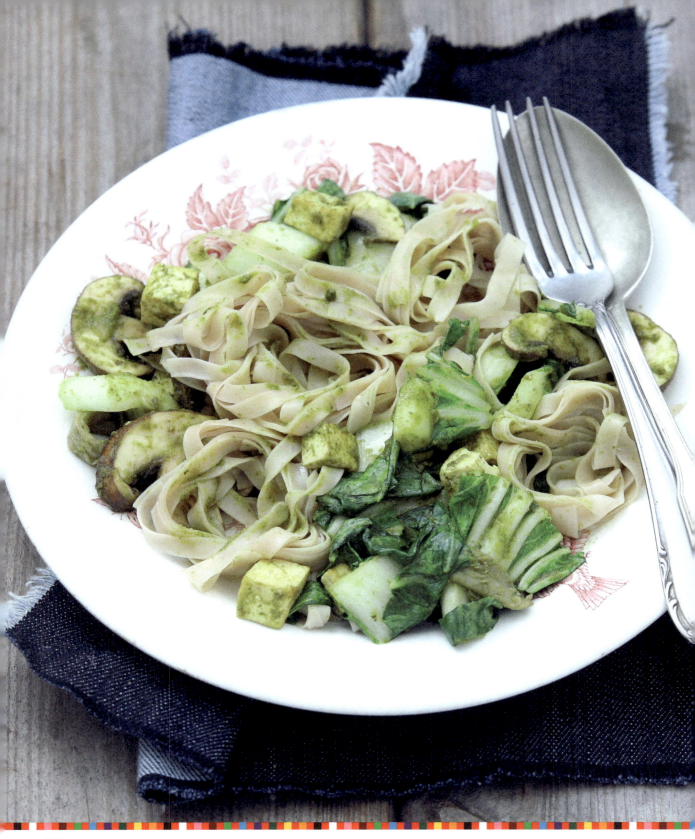

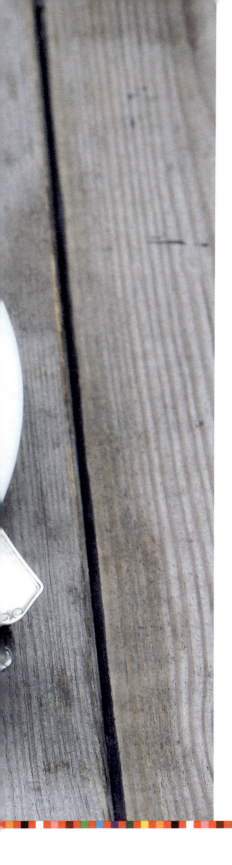

THAISE MIE MET PADDENSTOELEN EN TOFU

Voor 2 personen

150 gram volkoren mie
150 gram tofu
1 ui
250 gram kastanjechampignons
100 gram oesterzwammen
1 paksoi
1 eetlepel olie
1 eetlepel groene currypasta
1 eetlepel ketjap manis

1. Kook de mie volgens de gebruiksaanwijzing op de verpakking.
2. Snijd de tofu in blokjes.
3. Maak de ui, de paddenstoelen en de paksoi schoon.
4. Snijd de ui in snippers, de paddenstoelen in plakjes en repen en de paksoi in repen.
5. Verhit de olie en fruit hierin de ui glazig.
6. Bak de currypasta en de tofu kort mee.
7. Roerbak de paddenstoelen en de paksoi mee.
8. Schep de goed uitgelekte mie erdoor en warm het geheel goed door.
9. Maak op smaak met wat ketjap.

Voedingswaarde per persoon: 505 kcal, 15 g vet, waarvan 2 g verzadigd vet, 65 g koolhydraten, waarvan 9 g suikers, 15 g vezel, 25 g eiwit, 0,7 g zout
+Plusoptie per persoon: voeg 25 gram volkoren mie toe (+ 80 kcal = 585 kcal totaal)

VARKENSVLEESCURRY MET AUBERGINE

Voor 2 personen

150 gram zilvervliesrijst
150 gram hamlap
1 eetlepel olie
1 eetlepel rode currypasta (pot)
100 gram sperziebonen of kousenband
3 kleine of 1 grote aubergine
1 groene peper
2 theelepels citroensap
10 blaadjes koriander

1. Kook de rijst volgens de aanwijzingen op de verpakking.
2. Snijd het vlees in blokjes.
3. Verhit de olie en bak hierin het vlees bruin.
4. Bak de currypasta mee tot het gaat geuren.
5. Giet er 300 ml water bij en laat het 10 minuten sudderen.
6. Maak de sperziebonen schoon en snijd ze in stukjes.
7. Was de aubergines en snijd ze in flinke stukken.
8. Was de peper en verwijder de zaadlijsten en pitjes. Snijd de peper in de lengte in vieren.
9. Doe de groente en de peper bij het vlees en laat alles nog eens 10 minuten sudderen.
10. Maak het gerecht op smaak met het citroensap en de grof gehakte koriander.

Voedingswaarde per persoon: 440 kcal, 10 g vet, waarvan 2 g verzadigd vet, 55 g koolhydraten, waarvan 6 g suikers, 9 g vezel, 25 g eiwit, 0,5 g zout
+Plusoptie per persoon: voeg 50 gram zilvervliesrijst toe (+ 164 kcal = 604 kcal totaal)

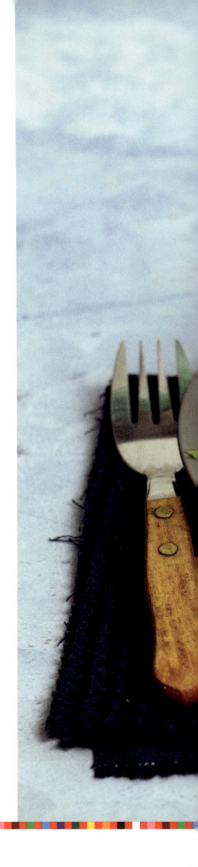

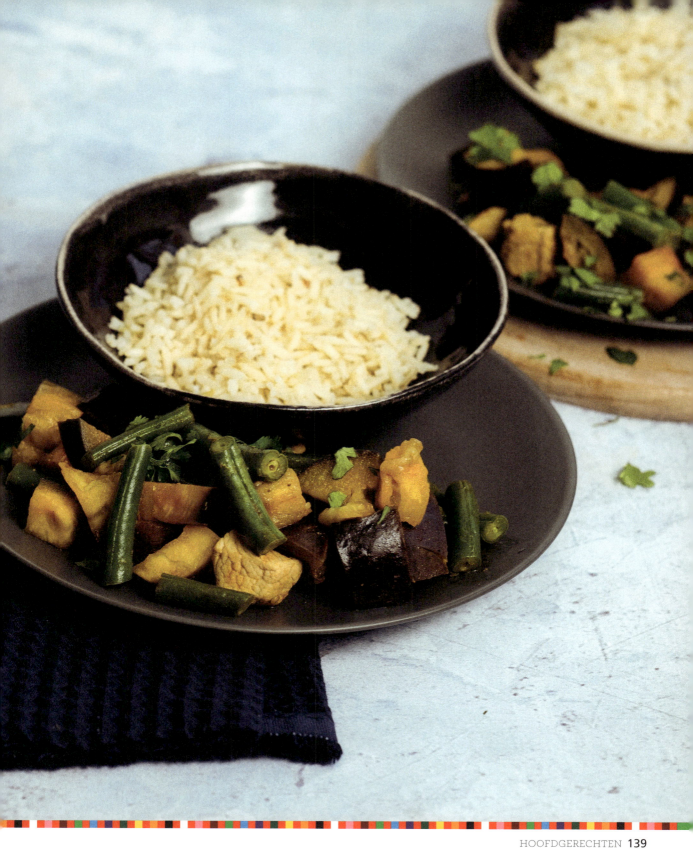

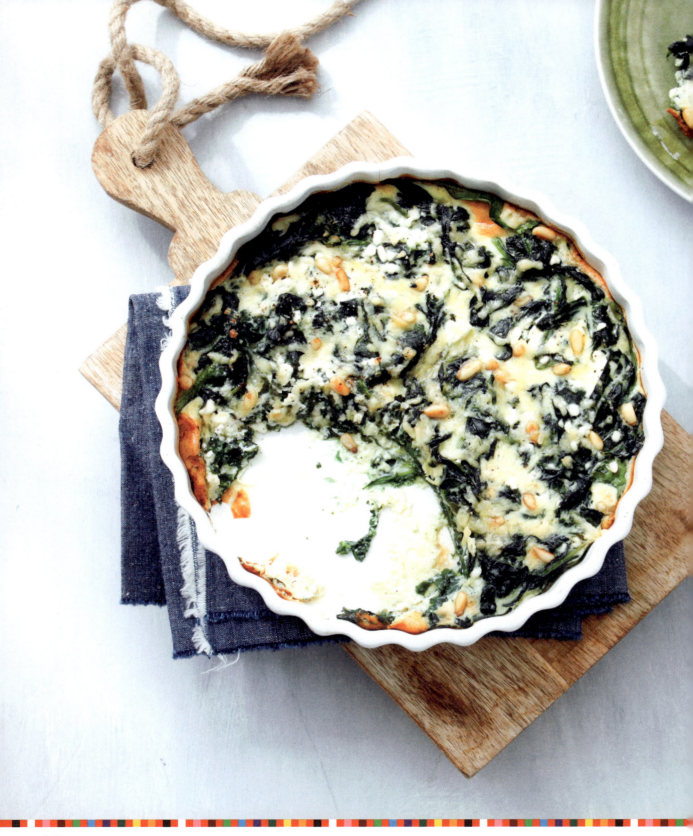

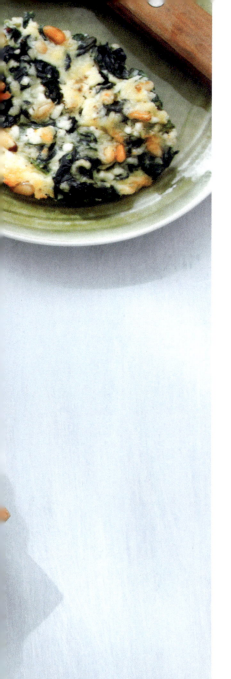

SPINAZIEGRATIN

Voor 2 personen

450 gram aardappelen
200 ml halfvolle melk
400 gram diepvriesspinazie (ontdooid)
25 gram pijnboompitten
2 eieren
40 gram hüttenkäse
nootmuskaat
1 eetlepel geraspte jong belegen 30+ kaas

1. Schil de aardappelen en kook ze in weinig water gaar.
2. Giet de aardappelen af en stamp ze fijn.
3. Maak er met 150 ml hete melk een puree van.
4. Warm de oven voor op 200° C.
5. Laat de spinazie in een vergiet uitlekken en druk het vocht er goed uit.
6. Rooster in een droge koekenpan de pijnboompitten goudbruin.
7. Klop de eieren in een grote kom los en voeg de rest van de melk, de helft van de hüttenkäse, peper en nootmuskaat toe.
8. Schep de spinazie en de pijnboompitten door het eimengsel.
9. Doe de massa in een grote ovenvaste schaal en verdeel de rest van de hüttenkäse erover. Strooi de kaas erover.
10. Laat de gratin in het midden van de hete oven in 20-25 minuten gaar worden en bruin bakken.
11. Serveer met de aardappelpuree.

Voedingswaarde per persoon: 455 kcal, 20 g vet, waarvan 5 g verzadigd vet, 45 g koolhydraten, waarvan 7 g suikers, 6 g vezel, 25 g eiwit, 0,7 g zout
+Plusoptie per persoon: voeg 50 gram aardappelen en een eetlepel pijnboompitten toe (+ 135 = 590 kcal totaal)

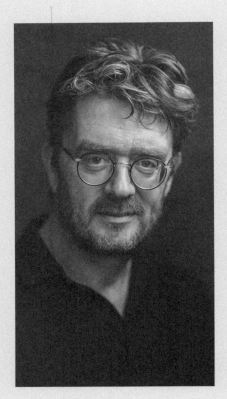

Ging het vanzelf? Natuurlijk niet.

Schrijver Jan Heemskerk (56) kwam stiekem 25 kilo aan en woog opeens 110.9. Hij schrok zich een hartverzakking en ging met frisse tegenzin op dieet. Hij schreef een boek ('Als Jan het Kan…') over zijn 'lijdensweg' en hoe hij weer helemaal slank, gezond en aantrekkelijk werd.

"Het was mijn vrouw die me naar de diëtist stuurde: ze vond me veel te dik en 'gewoon niet meer zo aantrekkelijk'. Ik was eerst boos ('Hoezo, dik, ik heb gewoon zware botten!'), maar toen ik toch maar bij de diëtist op de weegschaal ging staan, schrok ik me rot: 110,9 kilo! Een hoge bloeddruk en slechte bloedwaarden. Een buikomvang van 113 centimeter en veel te veel vet rondom de organen. Ik was hard op weg naar een hartstilstand, diabetes 2 of enge kanker!

Samen met mijn diëtist ben ik de kilo's te lijf gegaan. Ik moest een compleet nieuw eetpatroon aanleren, veel meer gaan bewegen, en uiteindelijk ben ik ook gestopt met alcohol – dat is een gigantische dikmaker en bovendien krijg je er katers van, dus dat was langs twee kanten slim.

Ging het vanzelf? Natuurlijk niet. Ik heb heel wat hobbels moeten nemen, vóór ik eindelijk doorhad dat ik het zelf was, die die barrières in mijn hoofd had opgeworpen, en dat het eigenlijk heel makkelijk is: je hoeft alleen maar een paar slechte gewoontes in te ruilen voor goede, en als je dat eenmaal hebt gedaan, kun je je niet meer voorstellen dat je dáár nou zo'n drama van hebt gemaakt.

Maar dat is achteraf, en ik weet heus wel dat het in het begin soms voelt alsof alles wat lekker is, van je wordt afgepakt. Maar dat is heus aperte onzin. Gezond eten is ook heerlijk, en sporten is, als je even doorzet, ontzettend leuk om te doen. En het allermooiste is: je voelt je zoveel beter, vitaler, scherper en gezonder. Je bent sterker en fitter, en je bent weer net zo aantrekkelijk als 15 jaar geleden, toen je je vrouw leerde kennen en zij maar geen genoeg van je goddelijke lichaam kon krijgen! Mooie tijden, die zomaar zouden kunnen wederkeren!"

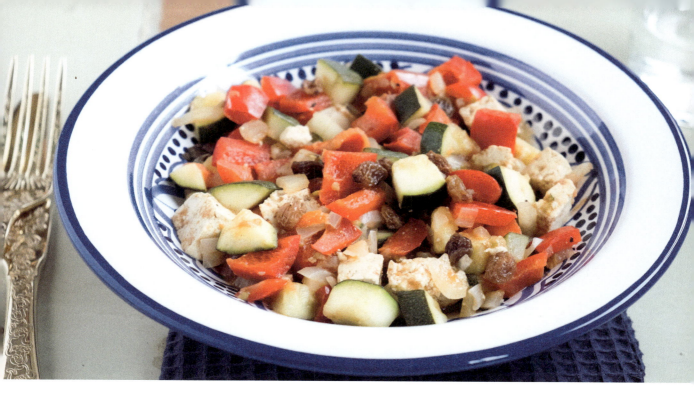

GROENTETAJINE MET TOFU

Voor 2 personen

- 150 gram zilvervliesrijst
- 1 kleine courgette
- 1 rode paprika
- 1 ui
- 1 teentje knoflook
- 2 vleestomaten
- 2 eetlepels rozijnen
- 150 gram tofu
- 1 theelepel gemalen koriander (ketoembar)
- 1 mespunt kaneel
- 1 eetlepel olie

1. Kook de rijst volgens de aanwijzingen op de verpakking.
2. Maak de courgette en de paprika schoon en snijd ze in blokjes.
3. Pel de ui en de knoflook en snijd ze in snippers.
4. Was de tomaten en snijd ze in stukjes.
5. Was de rozijnen.
6. Snijd de tofu in blokjes en bestrooi ze peper, wat koriander en kaneel.
7. Schep alles door elkaar in een braadpan en meng er nog wat peper, koriander, kaneel en de olie door.
8. Zet de pan met deksel op klein vuur. Laat het gerecht in 20 minuten gaar sudderen. Schep het eventueel een keer om.

Voedingswaarde per persoon: 485 kcal, 15 g vet, waarvan 2 g verzadigd vet, 70 g koolhydraten, waarvan 17 g suikers, 9 g vezel, 20 g eiwit, < 0,1 g zout
+Plusoptie per persoon: voeg 50 gram zilvervliesrijst toe (+ 164 kcal = 649 kcal totaal)

BLOEMKOOL STAMPPOT MET BALLETJES

Voor 2 personen

500 gram aardappelen
1 kleine bloemkool
100 gram gegrilde paprika (koeling, zonder zout)
2 tomaten
stukje ui
200 gram rundertartaar
1 eetlepel vloeibare margarine
± 150 ml halfvolle melk

1. Schil de aardappelen. Breng de aardappelen in weinig water aan de kook.
2. Maak de bloemkool schoon en verdeel de groente in roosjes.
3. Voeg na 5 minuten koken de bloemkoolroosjes toe aan de aardappelen. Kook dit verder gaar.
4. Snijd de gegrilde paprika klein.
5. Was de tomaten en snijd ze in stukjes.
6. Snijd het stukje ui fijn.
7. Maak de tartaar aan met wat tomaat, de ui en wat peper.
8. Vorm er kleine balletjes van en bak ze in de hete margarine bruin.
9. Voeg de rest van de stukjes verse tomaat en wat water toe en stoof de balletjes gaar.
10. Giet de gare aardappelen en bloemkool af en stamp dit klein.
11. Maak er met de hete melk en de gegrilde paprika een grove puree van.
12. Geef de balletjes erbij.

Voedingswaarde per persoon: 500 kcal, 15 g vet, waarvan 4 g verzadigd vet, 55 g koolhydraten, waarvan 11 g suikers, 10 g vezel, 35 g eiwit, 0,4 g zout
+Plusoptie per persoon: voeg een kleine aardappel toe (+ 43 kcal = 543 kcal totaal)

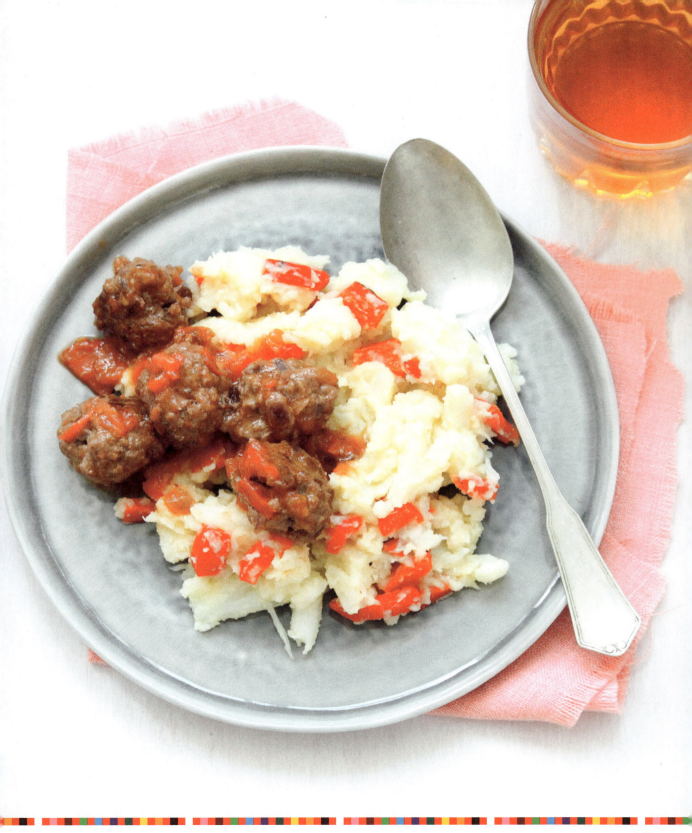

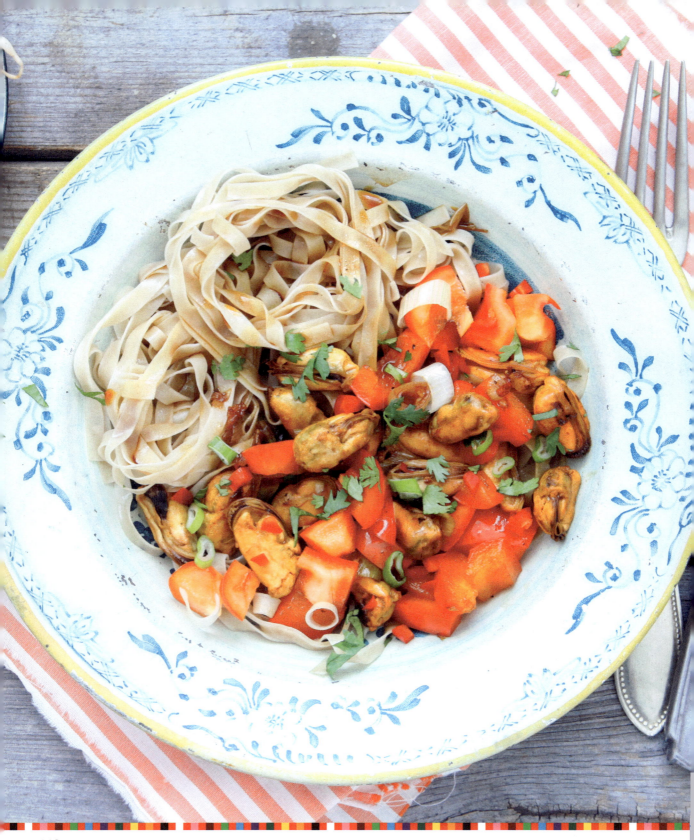

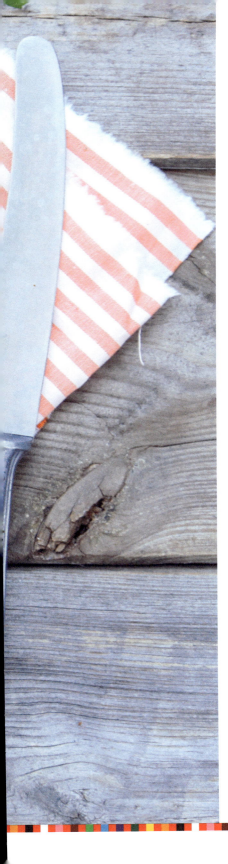

NOEDELS MET MOSSELEN

Voor 2 personen

2 teentjes knoflook
2 eetlepels olie
1 eetlepel halfvolle yoghurt
stuk witte kool (ongeveer 150 gram)
150 gram volkoren noedels
150 gram gekookte mosselen (kant en klaar)
2 bosuitjes
½ Spaanse peper
2 rode paprika's
1 eetlepel ketjap manis
4 takjes koriander

1. Maak een teentje knoflook schoon en pers het uit.
2. Maak van de knoflook, een eetlepel olie en de yoghurt een dressing.
3. Maak de kool schoon en schaaf hem in hele dunne slierten.
4. Meng de dressing door en voeg eventueel wat peper toe. Laat de dressing op een koele plaats minimaal een uur intrekken.
5. Kook de noedels volgens de gebruiksaanwijzing.
6. Laat de mosselen uitlekken.
7. Was de bosuitjes en snijd ze in smalle ringen.
8. Snijd de Spaanse peper klein.
9. Maak de paprika's schoon en snijd ze in blokjes.
10. Verwarm de olie in een wok of braadpan en fruit hierin de ui met de peper. Pers het teentje knoflook erboven uit.
11. Voeg de mosselen en de paprika toe en roerbak dit kort mee.
12. Schenk 100 ml water en de ketjap erbij en breng dit aan de kook.
13. Voeg de noedels toe en laat alles onder goed omscheppen heet worden.
14. Strooi er klein geknipte koriander over.

Voedingswaarde per persoon: 525 kcal, 15 g vet, waarvan 2 g verzadigd vet, 70 g koolhydraten, waarvan 15 g suikers, 9 g vezel, 25 g eiwit, 1,2 g zout
+Plusoptie per persoon: voeg 25 gram volkoren noedels toe
(+ 80 kcal = 605 kcal totaal)

HOOFDGERECHTEN

OOSTERSE RAUWKOSTSALADE MET KIP

Voor 2 personen
150 gram kipfilet
5 kruidenpoeder
1 eetlepel olie
150 gram peultjes
100 gram taugé
100 gram worteltjes
1 bosje radijs
1 bosuitje
1 eetlepel citroensap
2 theelepels gembersiroop
1 eetlepel sesamolie
1 eetlepel cashewnoten
2 volkoren pistoletjes

1. Bestrooi de kipfilet met wat 5 kruidenpoeder. Snijd de kip in smalle repen.
2. Bak de repen kip in de hete olie in ongeveer 6 minuten gaar en bruin. Laat de kip afkoelen.
3. Maak de groente schoon.
4. Halveer de peultjes. Kook de peultjes 2 minuten in weinig water.
5. Doe de taugé in een vergiet en schenk de peultjes met het kookwater hierboven uit.
6. Laat de groente uitlekken.
7. Snijd de worteltjes en radijs in plakjes en het bosuitje in smalle ringen.
8. Klop een dressing van het citroensap, 1 eetlepel water, de gembersiroop, de sesamolie en wat 5 kruidenpoeder.
9. Meng de dressing en de kip door de groente.
10. Hak de cashewnoten grof en strooi ze erover.
11. Serveer de pistoletjes bij de salade.

Voedingswaarde per persoon: 495 kcal, 20 g vet, waarvan 4 g verzadigd vet, 40 g koolhydraten, waarvan 10 g suikers, 10 g vezel, 30 g eiwit, 0,9 g zout
+Plusoptie per persoon: voeg een volkoren pistolet toe (+ 124 kcal = 619 kcal totaal)

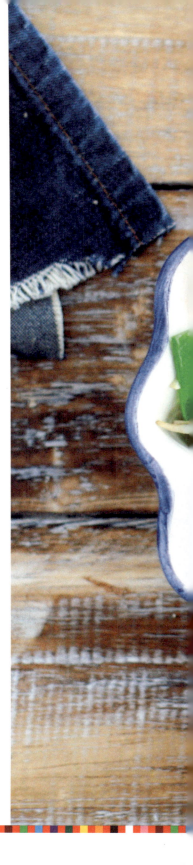

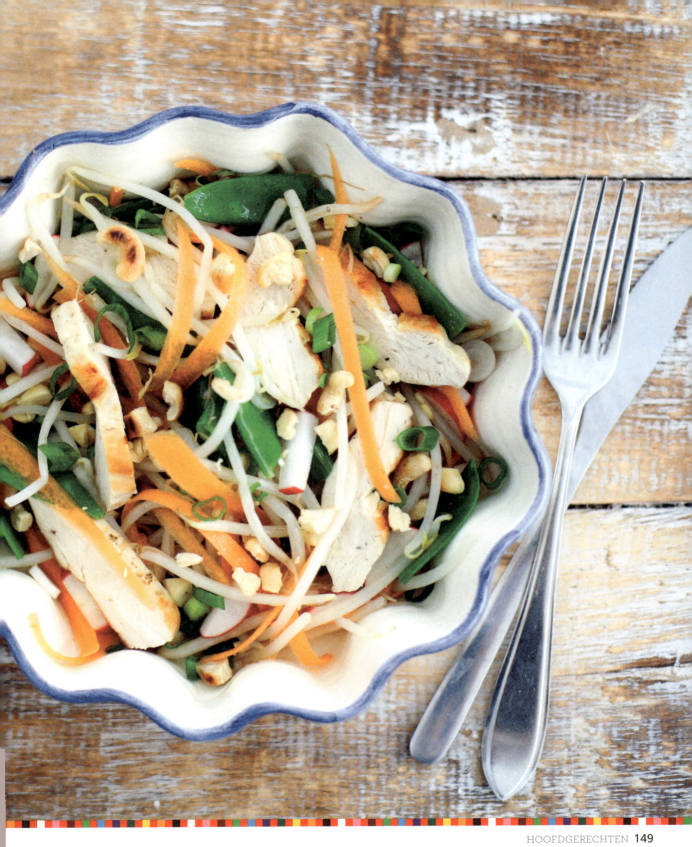

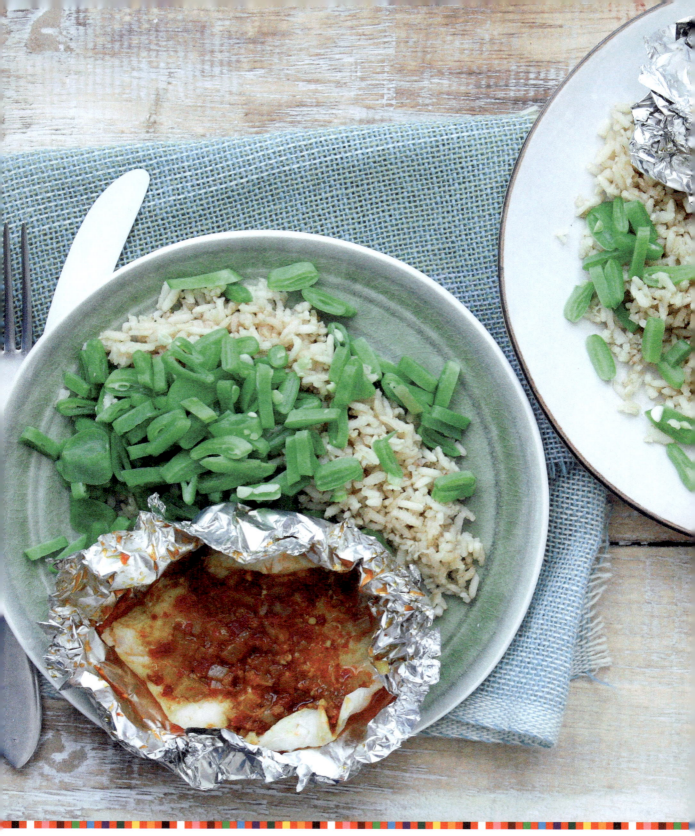

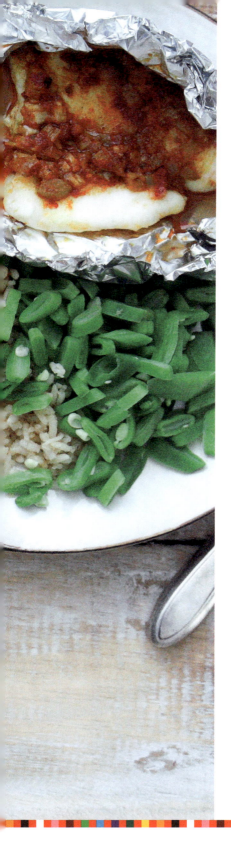

PEPESAN

Voor 2 personen

150 gram zilvervliesrijst
400 gram snijbonen
2 moten makreel
citroensap
1 sjalot
1 teentje knoflook
1 theelepel sambal oelek
½ theelepel laos
1 theelepel kerriepoeder
1 theelepel djahé (gemberpoeder)
1 eetlepel olie

1. Bereid de rijst volgens de aanwijzingen op de verpakking.
2. Was de snijbonen en snijd ze in stukjes.
3. Kook de snijbonen in ongeveer 6 minuten gaar.
4. Wrijf de stukken vis in met wat citroensap en laat dit afgedekt in de koelkast 10 minuten intrekken.
5. Maak de sjalot en de knoflook schoon en snijd dit heel fijn.
6. Meng er de sambal, de laos, de kerrie, de djahé en 1 eetlepel olie door.
7. Breng water in een (stoom)pan aan de kook.
8. Dep de vis met keukenpapier droog. Leg ieder stuk vis op een stuk aluminiumfolie en bestrijk het met het mengsel. Vouw het folie goed dicht.
9. Stoom de vis in de stoompan of op een rooster in een gewone pan in 15-20 minuten gaar.

Voedingswaarde per persoon: 450 kcal, 8 g vet, waarvan 1 g verzadigd vet, 55 g koolhydraten, waarvan 0 g suikers, 10 g vezel, 30 g eiwit, 0,5 g zout
+Plusoptie per persoon: *voeg 50 gram zilvervliesrijst toe*
(+ 164 kcal = 614 kcal totaal)

PITTIGE BONENSOEP MET KORIANDER

Voor 2 personen

250 gram prei
100 gram wortel
1 ui
1 teentje knoflook
1 eetlepel olie
1 theelepel korianderzaad
1 theelepel kurkuma (geelwortel)
¼ (groente)bouillontablet met minder zout
1 gedroogd chilipepertje
1 kleine pot witte bonen
100 gram kerstomaatjes
½ bosje koriander
2 eetlepels halfvolle yoghurt
2 volkoren boterhammen

1. Maak de groente schoon.
2. Snijd de prei in ringen, de worteltjes in plakjes en de ui en knoflook in snippers.
3. Verwarm de olie en bak hierin het korianderzaad 2 minuten.
4. Voeg de ui en de knoflook toe met de kurkuma en fruit dit even mee.
5. Voeg de prei, de worteltjes, 400 ml water en het stuk bouillontablet toe.
6. Verkruimel het chilipepertje erboven. Kook de groente 5 minuten.
7. Was de kerstomaatjes en halveer ze.
8. Spoel de witte bonen in een zeef af en laat ze uitlekken.
9. Voeg de witte bonen en de tomaatjes toe aan de soep en warm dit mee.
10. Was de koriander en knip of snijd de blaadjes klein.
11. Roer op het laatst de koriander door de soep.
12. Schep aan tafel de yoghurt op de soep.
13. Serveer de volkoren boterhammen bij de soep.

Voedingswaarde per persoon: 465 kcal, 10 g vet, waarvan 2 g verzadigd vet, 60 g koolhydraten, waarvan 11 g suikers, 25 g vezel, 25 g eiwit, 1,7 g zout
+Plusoptie per persoon: voeg een volkoren boterham toe (+ 82 kcal = 547 kcal totaal)

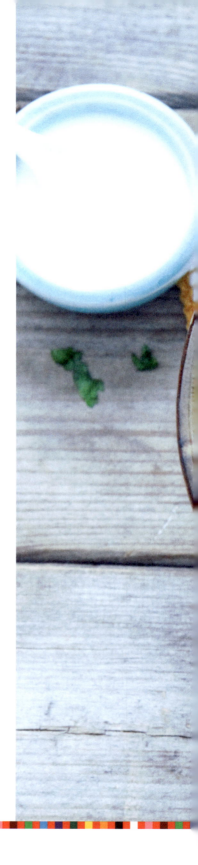

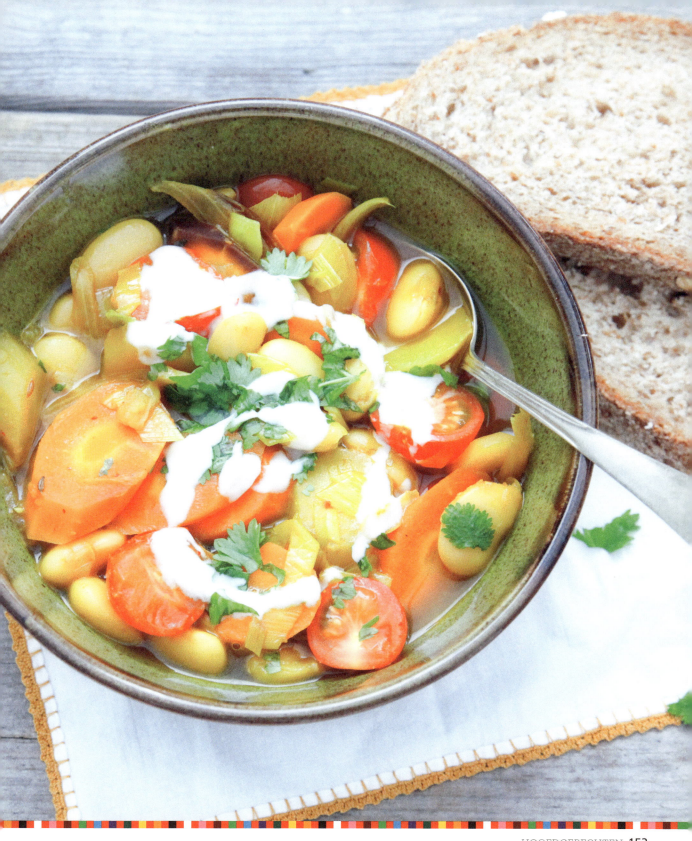

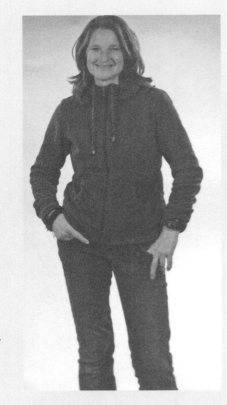

"Ik wil graag gezond ouder worden"

Agnes Idsinga (52) is een aantal jaar geleden 20 kilo afgevallen. Haar grootste motivatie om gewicht te verliezen was haar gezondheid.

"Tijdens een controle-afspraak bij de huisarts kwam ik erachter dat ik een veel te hoog cholesterolgehalte had. Ik schrok daar zo enorm van dat ik me daarna direct in voeding ben gaan verdiepen. Ik wilde namelijk absoluut geen medicijnen gebruiken.

Ik heb een omslag in mijn voedingspatroon gemaakt en voor mij hield dat in: pakjes, zakjes en sausjes laten staan en alles vers maken. Maar daarmee was ik er nog niet, ik ben er ook bij gaan wandelen twee keer 30 minuten op een dag. Rood vlees laat ik staan en ik eet nu alleen nog kip en vis. Voortaan liggen er ook uitsluitend volkorenproducten op mijn bord zoals zilvervliesrijst en volkorenpasta.

In de loop der jaren ben ik er ook bij gaan trainen. Ik doe vier keer per week krachttraining en ik loop nog steeds veel. Mijn cholesterol is nu weer op peil en dat wil graag zo houden, want ik wil graag gezond ouder worden."

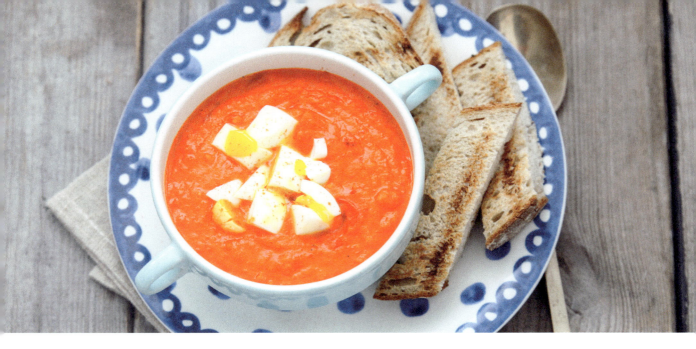

PAPRIKA-TOMATENSOEP MET EI EN KNOFLOOKBROOD

Voor 2 personen

2 rode paprika's
3 tomaten
1 ui
1 eetlepel olie
1 flinke aardappel
1 theelepel paprikapoeder
mespunt chilipoeder
¼ (groente)bouillontablet met minder zout
4 eieren
1 flinke teen knoflook
4 sneden grof volkorenbrood

1. Verwarm een grillpan. Snijd de paprika's door en laat de helften donker kleuren. Laat de paprika's in een grote kom afkoelen.
2. Trek het vel van de paprika's. Halveer ze en verwijder de zaadlijsten en pitjes.
3. Was de tomaten en snijd ze klein.
4. Maak de ui schoon en snijd hem klein.
5. Fruit de ui met het paprikapoeder en het chilipoeder in de hete olie glazig.
6. Schil de aardappel en snijd hem in blokjes.
7. Doe de blokjes aardappel, de stukken paprika, de tomaat, 200 ml water en het stukje bouillontablet bij de ui.
8. Breng dit aan de kook en kook de soep 10 minuten.
9. Kook de eieren in 9 minuten hard.
10. Halveer het teentje knoflook en bestrijk hiermee het brood.
11. Rooster het brood bruin en snijd het in repen.
12. Pureer de soep met een staafmixer of in de keukenmachine glad. Laat de soep weer heet worden.

Voedingswaarde per persoon: 450 kcal, 15 g vet, waarvan 4 g verzadigd vet, 45 g koolhydraten, waarvan 10 g suikers, 10 g vezel, 25 g eiwit, 1,8 g zout
+Plusoptie per persoon: voeg een volkoren boterham toe (+ 82 kcal = 532 kcal totaal)

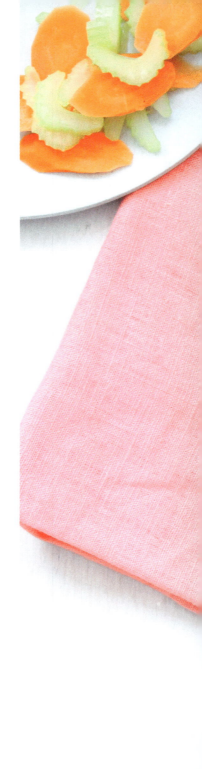

AARDAPPELPUREE MET GROENTE, VLEES EN PADDENSTOELEN

Voor 2 personen

450 gram aardappelen
400 gram wortelen
2 stengels bleekselderij
100 gram champignons
150 ml halfvolle melk
nootmuskaat
2 ongepaneerde varkensschnitzels
2 eetlepels vloeibare margarine
paprikapoeder

1. Schil de aardappelen en kook ze in weinig water in 20-25 minuten gaar.
2. Maak de groente en de champignons schoon.
3. Snijd de wortelen in plakken, de bleekselderij in boogjes en de champignons in plakken.
4. Kook de wortelen met de bleekselderij in weinig water in 10 minuten gaar.
5. Stamp de gare aardappelen fijn en maak er met de hete melk en wat nootmuskaat een puree van.
6. Bestrooi de schnitzels met peper en eventueel scherp paprikapoeder.
7. Bak het vlees in de hete margarine in 8-10 minuten aan beide zijden bruin en gaar.
8. Bak de laatste minuut de champignons mee.

Voedingswaarde per persoon: 500 kcal, 15 g vet, waarvan 4 g verzadigd vet, 50 g koolhydraten, waarvan 16 g suikers, 10 g vezel, 35 g eiwit, 0,6 g zout
+Plusoptie per persoon: voeg een kleine aardappel toe (+ 43 kcal = 543 kcal totaal)

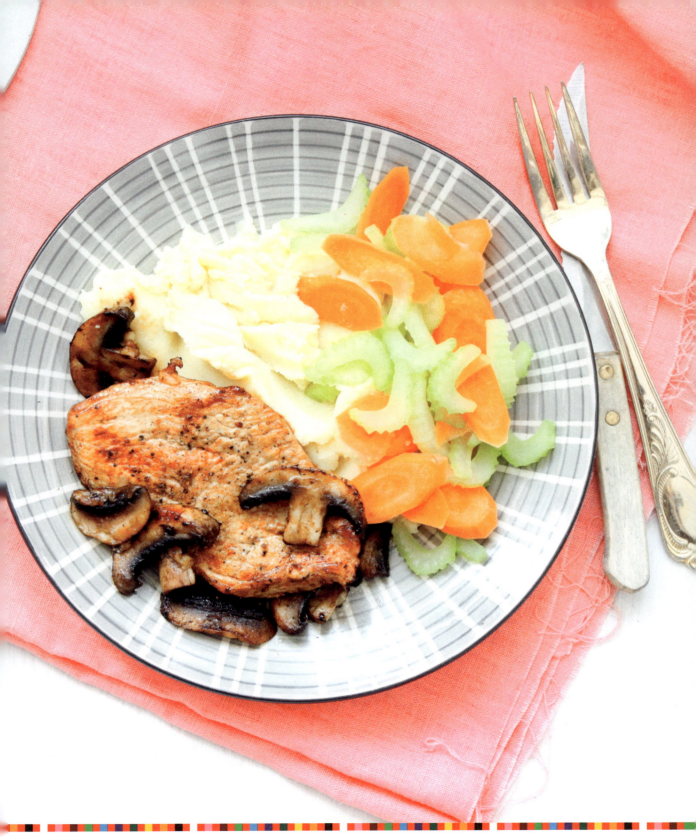

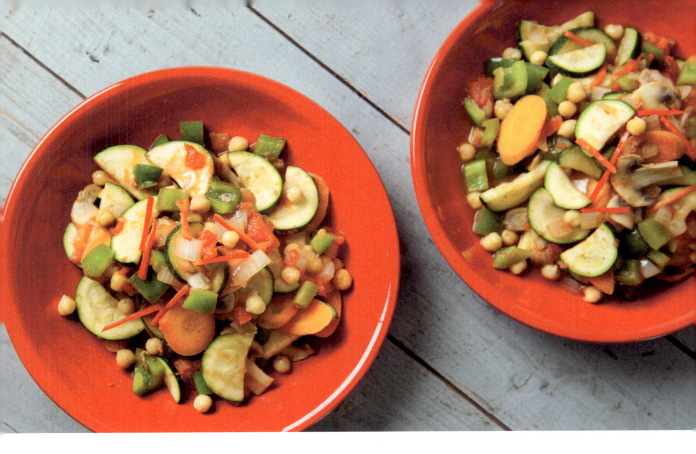

GROENTESTOOFSCHOTEL MET KIKKERERWTEN

Voor 2 personen

50 gram zilvervliesrijst
2 kleine uien
1 courgette
1 rode paprika
1 wortel
2 eetlepel olie
1 teentje knoflook
2 theelepels ras el hanout
blikje tomatenblokjes zonder zout
1 blik kikkererwten
(uitlekgewicht 120 gram)

1. Bereid de rijst volgens de gebruiksaanwijzing op de verpakking.
2. Maak de groente schoon.
3. Snijd de ui in snippers, de courgette in halve plakken, de paprika in blokjes en de wortel in plakjes.
4. Fruit de ui in de olie zacht. Pers het teentje knoflook erboven uit.
5. Fruit de ras el hanout kort mee.
6. Voeg de courgette, paprika, wortel, tomatenblokjes en wat peper toe. Stoof de groente 10 minuten.
7. Laat de kikkererwten uitlekken en spoel ze af.
8. Warm de kikkererwten mee met de groente.

Voedingswaarde per persoon: 505 kcal, 15 g vet, waarvan 2 g verzadigd vet, 65 g koolhydraten, waarvan 14 g suikers, 20 g vezel, 22 g eiwit, 1,1 g zout
+Plusoptie per persoon: voeg 25 gram zilvervliesrijst toe (+ 82 kcal = 587 kcal totaal)

PROVENÇAALSE OVENSCHOTEL

Voor 2 personen

500 gram aardappelen
400 gram (vlees)tomaten
150 gram mager lams- of rundergehakt
1 teentje knoflook
1 eetlepel olijventapenade
2 theelepels Provençaalse kruiden
¼ bouillontablet met minder zout

1. Warm de oven voor op 200 °C.
2. Schil de aardappelen en snijd ze in dunne plakken.
3. Maak de tomaten schoon en snijd ze in dunne plakken.
4. Bak het gehakt in een droge koekenpan gaar en rul. Pers het teentje knoflook erboven uit.
5. Maak het gehakt op smaak met de Provençaalse kruiden, de tapenade en peper.
6. Schik in een ovenvaste schaal de helft van de plakken aardappel met daarop de helft van de tomaten. Strooi er wat peper over.
7. Verdeel het gehakt erover.
8. Dek dit af met de rest van de plakken tomaat en daarop de rest van de aardappelen.
9. Los het bouillontablet op in 250 ml heet water.
10. Schenk de bouillon over de aardappelen.
11. Dek de schaal af en laat het gerecht in de hete oven in ongeveer 45 minuten gaar worden.

Voedingswaarde per persoon: 470 kcal, 20 g vet, waarvan 5 g verzadigd vet, 45 g koolhydraten, waarvan 6 g suikers, 7 g vezel, 30 g eiwit, 0,6 g zout
+Plusoptie per persoon: voeg 25 gram mager lams- of rundergehakt toe (+83 kcal = 553 kcal totaal)

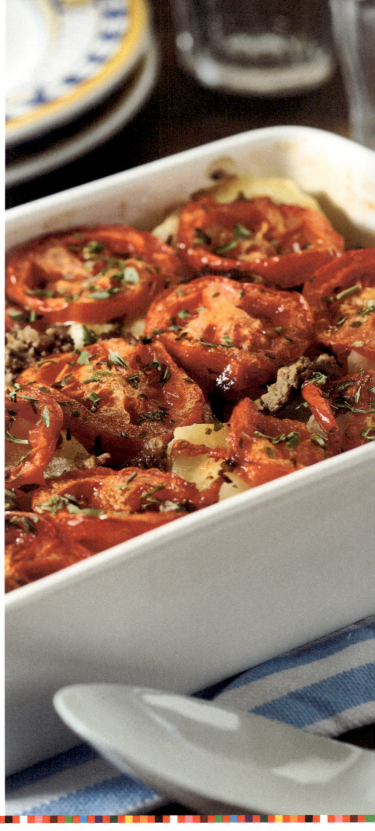

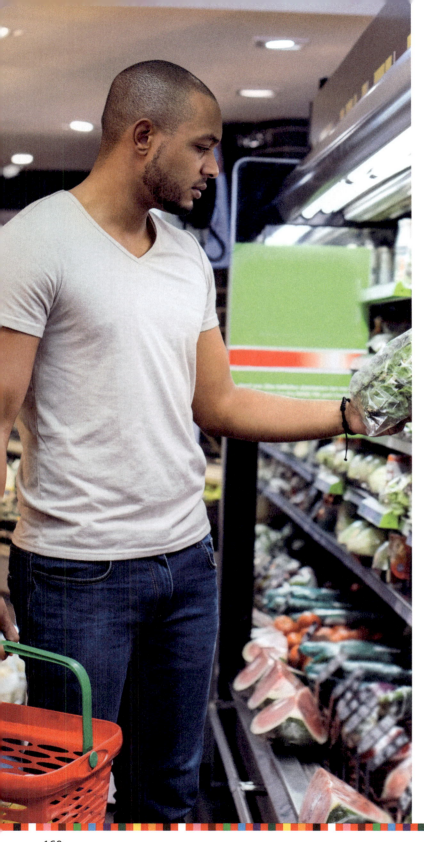

FASE 3: OP GEWICHT BLIJVEN

Is het al gelukt om je streefgewicht te behalen? Als je antwoord 'ja' is: gefeliciteerd! Nu begint de volgende stap, die net zo veel aandacht verdient als afvallen: op gewicht blijven. Dat doe je met gezond eten, veel bewegen en je gewicht in de gaten houden. Als het goed is heb je dit in de afgelopen periode al geleerd, dus dat moet goedkomen.

Je hoeft niet meer af te vallen, dus je mag wat meer eten. Maar je wilt ook niet aankomen, dus dat betekent dat je net zo veel calorieën eet als je verbruikt. Terug naar je oude eetpatroon gaat waarschijnlijk niet. Door zo te eten werd je te zwaar en bovendien heeft je slankere lichaam minder calorieën nodig. Het kost bijvoorbeeld minder energie om je lichaam warm te houden en in beweging te krijgen.

Voor vrouwen gaan we gemiddeld uit van 2.000 kilocalorieën (kcal) per dag en voor mannen gemiddeld 2.500 kcal per dag. Maar het kan per persoon wat verschillen. De een is klein van stuk en heeft minder energie nodig, de ander sport erg veel en kan wat meer gebruiken. Ga langzaamaan een beetje meer eten. Misschien een extra boterham tijdens de lunch, of wat meer aardappelen tijdens het avondeten. Nu je een gezond gewicht hebt, wordt in het algemeen aangeraden om niet vaker dan drie tot vijf keer iets kleins buiten de Schijf van Vijf te kiezen en daarnaast hooguit drie keer per week wat groters.

Laat niet ineens de teugels vieren, maar bouw je dagelijkse menu met kleine stapjes wat uit. Hou ondertussen je gewicht in de gaten. Je gaat de komende tijd zelf ontdekken welke hoeveelheden passen bij jouw lichaam en hoe je op gewicht blijft.

VOLDOENDE BEWEGING

Genoeg bewegen hoort bij een gezonde leefstijl. Het is belangrijk om je energiepeil in balans te houden zodat je niet aankomt. Sport en beweging houden je spieren en gewrichten soepel.

Blijf ten minste 60 minuten per dag actief bewegen. Misschien kun je wekelijks samen met een vriend of vriendin gaan sporten. Hoe meer je beweegt, hoe fitter je wordt. Met een actievere leefstijl kom je al een heel eind. Neem bijvoorbeeld vaker de trap in plaats van de lift, ga vaker fietsend naar je werk of boodschappen doen.

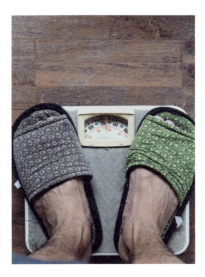

BLIJF JE GEWICHT CONTROLEREN

Weeg jezelf iedere week één keer. Kleine schommelingen in je gewicht zijn normaal. Maar als je ziet dat je gewicht iedere maand iets toeneemt, dan is het tijd om je eetpatroon weer onder de loep te nemen. Houd bijvoorbeeld weer een tijdje een eetdagboek bij of vul de Eetmeter in.

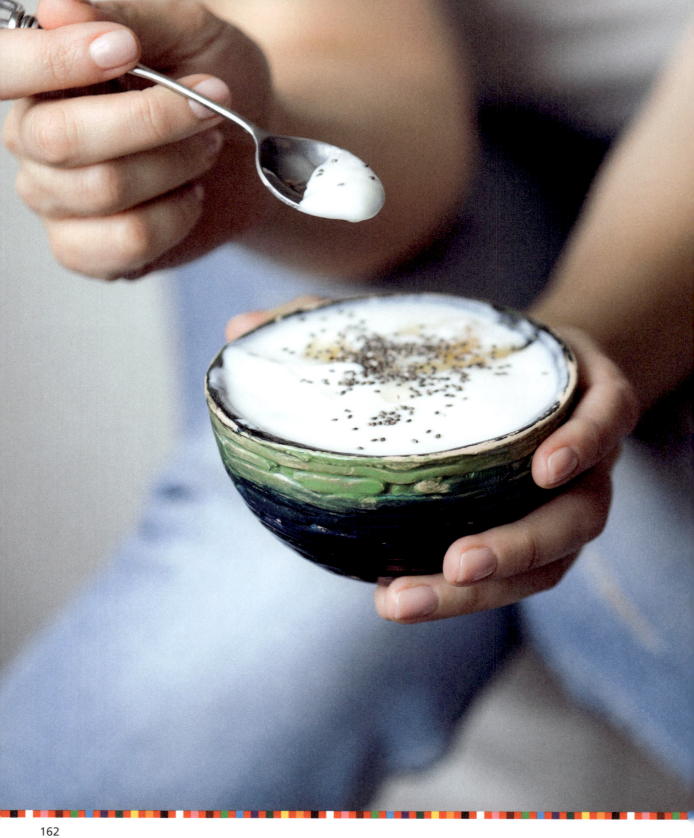

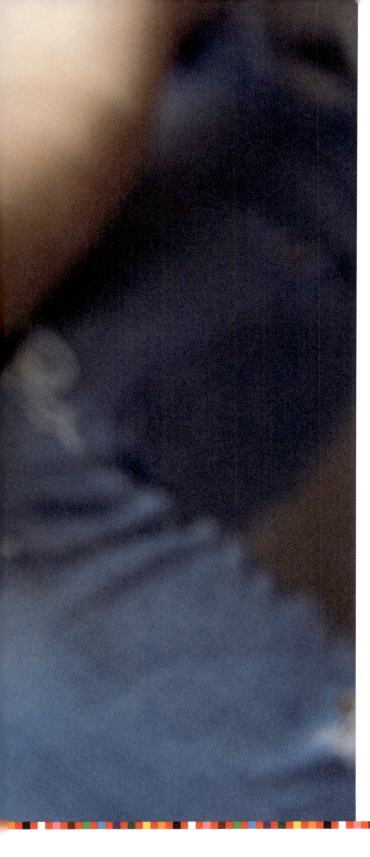

NAGERECHTEN

Heb je nog ruimte over voor een toetje in je dagmenu? We hebben 4 recepten voor een caloriearm nagerecht. Je kunt deze recepten eventueel ook als tussendoortje gebruiken.

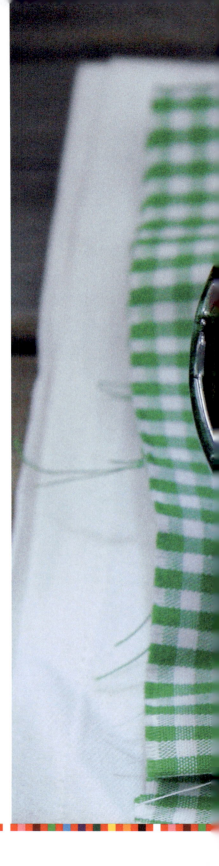

VANILLEKWARK MET SINAASAPPEL

Voor 2 personen

1 sinaasappel
½ zakje vanillesuiker
125 gram magere kwark

1. Boen de sinaasappel goed schoon met warm water.
2. Snijd er een mooi schilletje af en rasp wat van de schil.
3. Pers een helft van de sinaasappel uit.
4. Schil de andere helft dik en snijd het vruchtvlees uit de vliezen.
5. Snijd de partjes klein.
6. Klop de geraspte sinaasappelschil, het sinaasappelsap en de vanillesuiker door de kwark.
7. Meng er de stukjes sinaasappel door.
8. Verdeel de kwark over 2 kommen en garneer met een sliertje sinaasappelschil.

Voedingswaarde per persoon: 75 kcal, 1 g vet, waarvan 1 g verzadigd vet, 10 g koolhydraten, waarvan 10 g suikers, 2 g vezel, 5 g eiwit, < 0,1 g zout

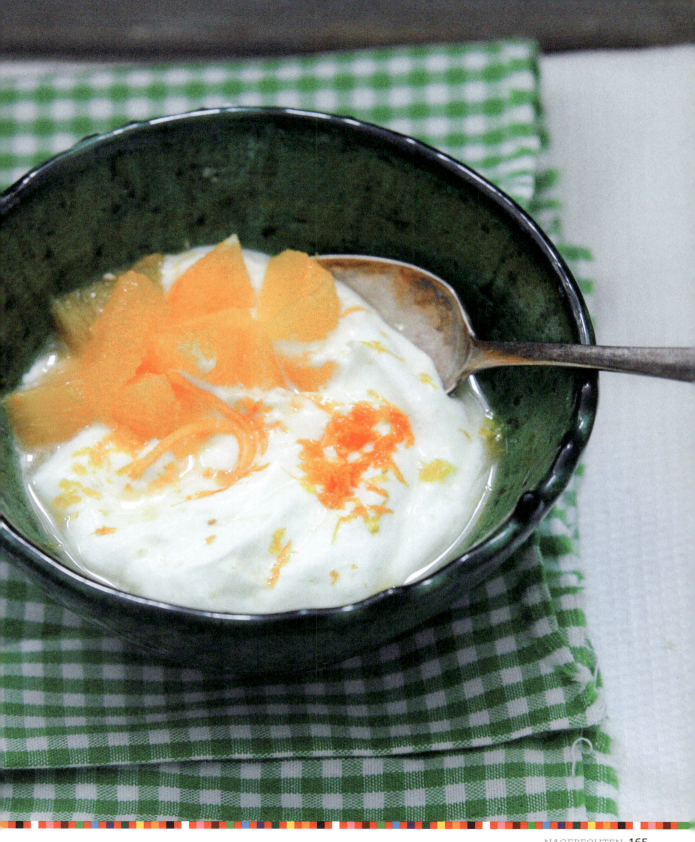

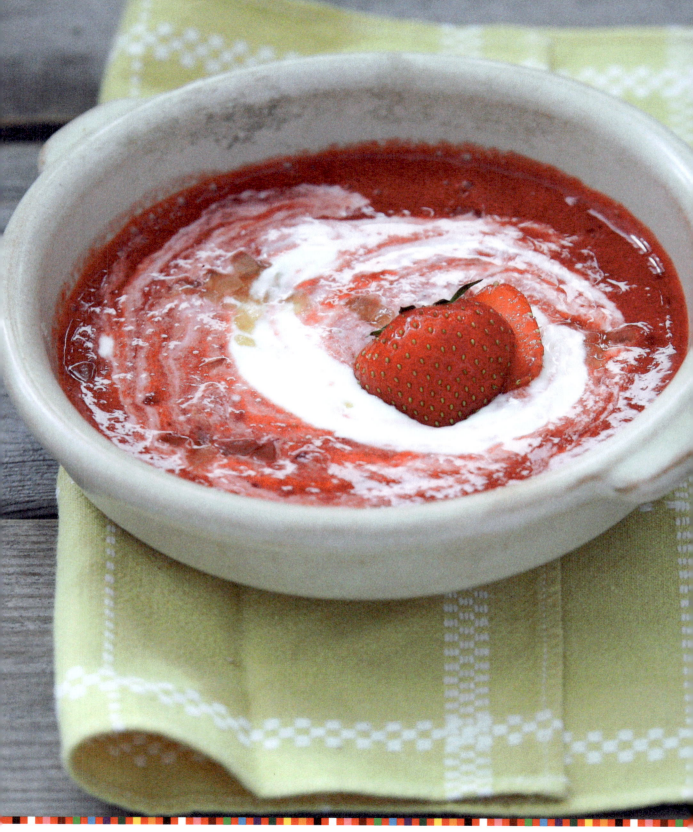

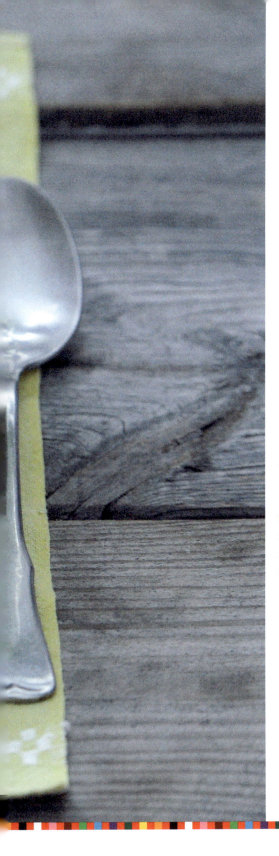

AARDBEIENSOEP MET GEMBER

Voor 2 personen
250 gram aardbeien
1 eetlepel citroensap
1 bolletje gember
6 eetlepels halfvolle Biogarde

1. Maak de aardbeien schoon en verwijder de kroontjes. Houd 2 aardbeien achter voor garnering.
2. Pureer de aardbeien met het citroensap met een staafmixer of in de keukenmachine. Laat dit een half uur in de koelkast koud worden.
3. Snijd de gember heel fijn. Roer de gember door de yoghurt.
4. Verdeel de aardbeienpuree over 2 borden en schep er de yoghurt op. Garneer met de achtergehouden aardbei.

Voedingswaarde per persoon: 75 kcal, 1 g vet, waarvan 1 g verzadigd vet, 10 g koolhydraten, waarvan 10 g suikers, 1 g vezel, 3 g eiwit, < 0,1 g zout

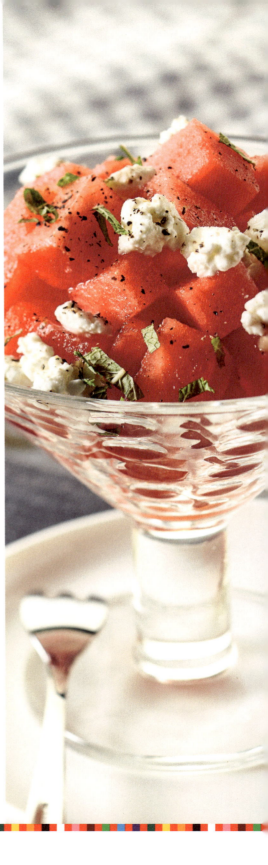

WATERMELOEN MET MUNT

Voor 2 personen

1 part watermeloen

8 blaadjes munt

40 gram hüttenkäse

1. Snijd het vruchtvlees van de watermeloen uit de schil en in blokjes.
2. Maal er een beetje zwarte peper over.
3. Was de munt en knip de blaadjes klein.
4. Meng de munt door de meloen en verdeel dit over 2 bordjes. Schep er een beetje hüttenkäse op.

Voedingswaarde per persoon: 65 kcal, 1 g vet, waarvan 0 g verzadigd vet, 10 g koolhydraten, waarvan 10 g suikers, 1 g vezel, 3 g eiwit, 0,2 g zout

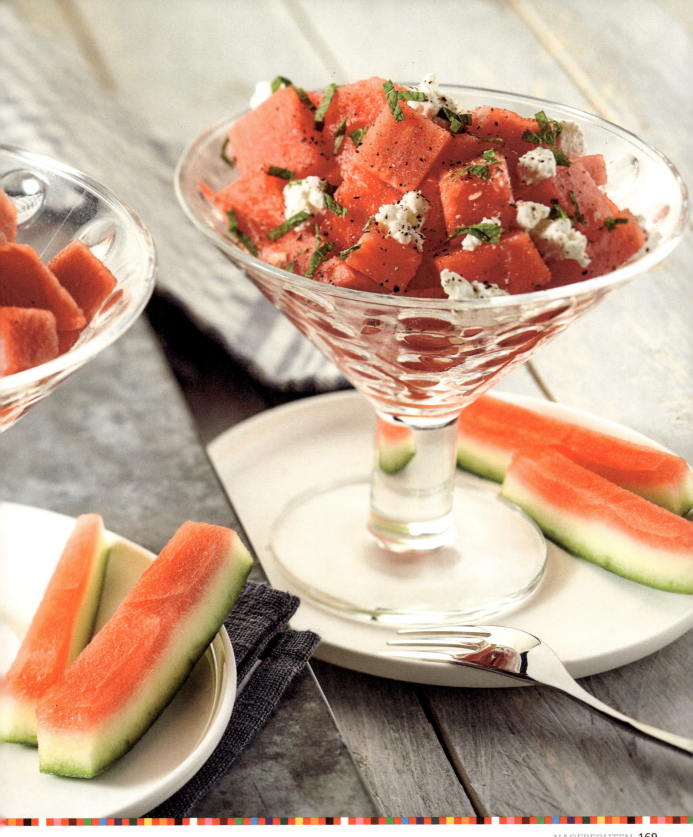

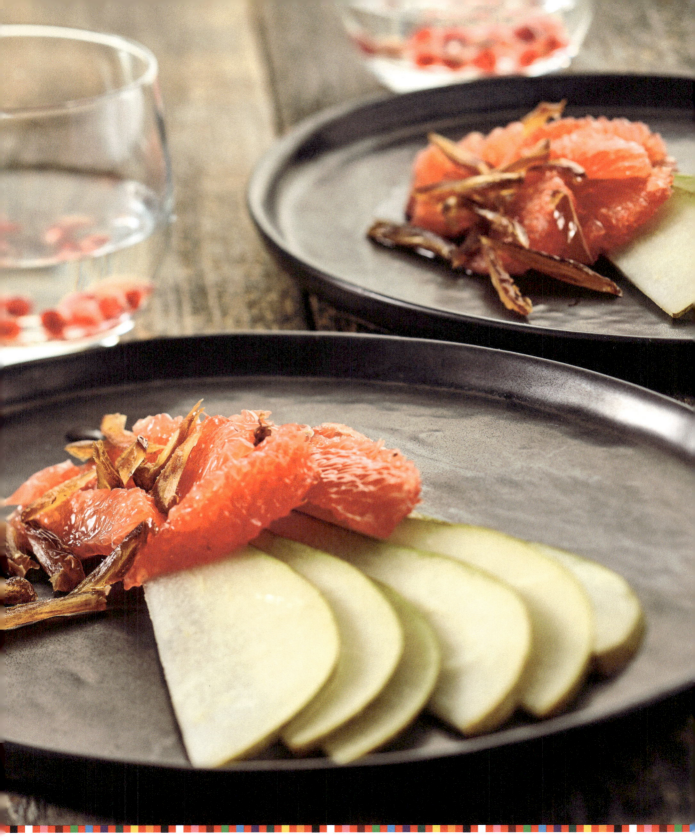

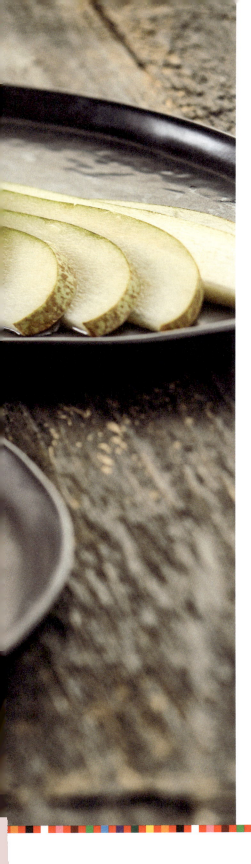

GRAPEFRUITSALADE MET PEER EN DADELS

Voor 2 personen

½ peer

1 grapefruit

2 dadels

kaneel

1. Snijd de peer over de lengte in plakken.
2. Schil de grapefruit dik. Snijd de parten uit de vliezen.
3. Ontpit de dadels en snijd ze over de lengte in reepjes.
4. Verdeel de peer, de grapefruit en de dadels over twee bordjes.
5. Bestrooi de salade met een snufje kaneel.

Voedingswaarde per persoon: 75 kcal, 0 g vet, waarvan 0 g verzadigd vet, 15 g koolhydraten, waarvan 15 g suikers, 3 g vezel, 1 g eiwit, < 0,1 g zout

CALORIETABEL Aal - Cal

NAAM	EENHEID	GEWICHT GRAM	ENERGIE IN KCAL
A			
Aalbessen	schaaltje	100	36
Aardappelen met schil, gekookt	middel	88	65
Aardappelen, gebakken	opscheplepel	70	83
Aardappelen, gegratineerd	opscheplepel	50	48
Aardappelen, gekookt	middel	70	60
Aardappelen, gepoft	groot	100	86
Aardappelkroket, bereid	stuks	30	72
Aardappelpuree	opscheplepel	90	66
Aardappelsalade	opscheplepel	50	84
Aardappelschijfjes, bereid	opscheplepel	50	114
Aardbeien	schaaltje	100	29
Abrikoos	stuks	24	11
Abrikozen, gedroogd	stuks	9	26
Activia, yoghurt, mager, naturel	portie	125	62
Activia, yoghurt, vol, met muesli	bekertje	125	135
Advocaatje	portglas	50	118
After dinner mint	stuks	3	12
After Eight	stuks	8	34
Ahornsiroop	eetlepel	15	40
Aïoli	eetlepel	20	156
Alfalfa, rauw	bakje	100	23
Amandelbroodje	stuks	60	271
Amandelen, ongezouten	handje	25	165
Amandelpasta	voor 1 snee	20	123
Amandelspijs	eetlepel	10	46
Amsoi, gekookt	opscheplepel	55	12
Amsoi, rauw	opscheplepel	55	18
Amsterdamse ui	stuks	2	1
Ananas	schijf	100	57
Ananas op sap	schijf	35	21
Ananas op siroop	schaaltje	125	86
Andijvie, blik / glas	opscheplepel	70	12
Andijvie, gekookt	opscheplepel	70	16
Andijvie, rauw	schaaltje	25	4
Anijsblokje	klontje	4	16
Anijshagel	voor 1 snee	15	59
Ansjovis in olie, blik	stuks	4	8
Antroewa, rauw	eetlepel	35	10
Apfelkorn	borrelglas	35	63
Apfelstrudel	portie	100	343
Appel met schil	stuks	135	81
Appel zonder schil	stuks	120	70
Appelbeignet	stuks	55	147
Appelbol	stuks	175	422
Appelcarré	stuks	110	377
Appelcider	flesje	230	126
Appelflap	stuks	100	361
Appelkoek	groot	50	197
Appelkruimelvlaai	punt	135	410
Appelmoes	schaaltje	205	158
Appelstroop	voor 1 snee	20	56
Appeltjes, gedroogd	stuks	3	9
Arachideolie	eetlepel	10	90
Artisjokbodem, gekookt	stuks	40	20
Asperges, gekookt	stuks	35	6
Atjar tjampoer	eetlepel	40	12
Aubergine, gegrild	opscheplepel	60	13
Aubergine, gekookt	opscheplepel	60	13
Augurken, zoetzuur	kleine	10	3
Avocado	halve	90	179
Azijn	eetlepel	10	2
B			
Baco	longdrinkglas	250	170
Bacon	voor 1 snee	15	28
Bagel	stuks	85	223
Baileys	borrelglas	50	147
Bak- en braadvet, vast	eetlepel	15	130
Bak- en braadvet, vloeibaar	eetlepel	10	88
Baklava	stuks	75	346
Balisto	stuks	20	90
Balkenbrij	plak	40	66
Bambix 8-granen ontbijt	eetlepel	3	11
Bamboespruiten	opscheplepel	50	16
Bamibal	stuks	70	192
Bamigroenten	opscheplepel	50	10
Bamischijf	stuks	70	192
Banaan	middel	130	124
Banaanbeignet	stuks	118	335
Banketstaaf/-letter	stukje	25	113
Basilicum, gedroogd	theelepel	1	2
Basilicum, vers	eetlepel	3	1
Basterdsuiker	eetlepel	10	40
Bataat, gekookt	stuks	130	122
Bebogeen	snee	15	43
Berenburg	borrelglas	50	94
Berenhap, berenklauw	stuks	155	318
Berliner leverworst	voor 1 snee	15	48
Berlinerbol	stuks	80	246
Beschuit	stuks	10	41
Beschuit, meergranen	stuks	10	39
Beschuit, volkoren	stuks	10	39
Beschuitbol	stuks	25	102
Bessola	schaaltje	150	108
Bieflap, runder	stukje	80	112
Biefstuk	stukje	80	117
Bier light	bierglas	200	44
Bier, alcoholvrij	bierglas	200	52
Bier, bok-	flesje	300	183

NAAM	EENHEID	GEWICHT GRAM	ENERGIE IN KCAL
Bier, oud bruin	bierglas	200	76
Bier, pils	bierglas	200	90
Bier, wit	glas	200	94
Bierworst	stuks	30	112
Bieslook, vers	eetlepel	3	2
Bieten, gekookt	opscheplepel	50	15
Biscuit	stuks	10	44
Biscuit met vulling	stuks	20	95
Biscuit, chocolade	stuks	15	73
Biscuit, Digestive	stuks	15	73
Biscuit, Maria	stuks	6	26
Biscuit, Prince	stuks	20	95
Biscuit, San Francisco	stuks	10	44
Biscuit, San Francisco, volkoren	stuks	8	37
Biscuit, volkoren	stuks	10	46
Biscuitje, zout, Tuc	stuks	4	19
Bitter lemon	longdrinkglas	250	95
Bitterbal, gefrituurd	stuks	20	55
Bitterbal, oven-, bereid	stuks	20	51
Bladerdeeg	plak	40	246
Bladselderij, vers	eetlepel	2	0
Blauwe bessen	schaaltje	100	52
Bleekselderij, gekookt	opscheplepel	55	8
Bleekselderij, rauw	schaaltje	70	10
Blinde vink	stuks	75	140
Bloedworst	plak	100	386
Bloemkool, gekookt	opscheplepel	55	13
Bloemkool, rauw	schaaltje	70	18
Boemboe	pakje	95	292
Boerenkool, gekookt	opscheplepel	85	39
Bojo	stuks	130	364
Bokking, gerookt	stuks	110	262
Bokking, gestoomd	stuks	110	256
Bolus	stuks	65	227
Bonbon	stuks	15	77
Bonen, bruine/witte, gekookt	opscheplepel	60	76
Borrelnootjes	handje	25	135
Borstplaat	stuks	10	35
Bosbessen	schaaltje	100	30
Bospeen, rauw	stuks	20	6
Bossche bol	stuks	75	292
Bosui, rauw	stuks	40	12
Boter, gezouten	voor 1 snee	6	44
Boter, halfvol	voor 1 snee	6	20
Boter, ongezouten	voor 1 snee	6	44
Boterletter	stukje	25	113
Bouillon	soepkom	250	12
Bounty	reep	55	267
Boursin	voor 1 toastje	8	33
Braadworst, runder	stuks	90	205

NAAM	EENHEID	GEWICHT GRAM	ENERGIE IN KCAL
Braadworst, varkens	stuks	90	221
Brado	stuks	110	270
Bramen	schaaltje	125	46
Brandewijn	borrelglas	50	116
Breezer	flesje	275	204
Brinta	eetlepel	5	17
Brioche	snee	35	118
Broccoli	opscheplepel	50	14
Bronwater	longdrinkglas	250	0
Brood, bruin	snee	35	83
Brood, bruin	bolletje	50	118
Brood, krenten	snee	35	96
Brood, mais	snee	35	92
Brood, meergranen	snee	35	91
Brood, muesli	snee	35	103
Brood, noten	snee	35	104
Brood, rogge	snee	45	87
Brood, rozijnen	snee	35	95
Brood, tarwe	snee	35	83
Brood, volkoren	snee	35	82
Brood, Waldkorn	snee	35	96
Brood, Waldkorn	broodje	50	138
Brood, wit, melk	snee	30	77
Broodje kroket, wit	stuks	120	336
Broodje, bruin	stuks	50	139
Broodje, ciabatta	stuks	50	128
Broodje, meergranen	stuks	50	147
Broodje, pita-	stuks	45	110
Broodje, shoarma	stuks	45	110
Broodje, volkoren, zacht	stuks	50	124
Broodje, wit, hard	stuks	50	138
Broodje, wit, zacht	broodje	45	118
Bros	groot	25	137
Brownie	stuks	65	274
Bruine bonen, blik / glas	opscheplepel	60	65
Bruine bonen, gekookt	opscheplepel	60	76
Bruine bonensoep	soepkom	250	150
Bulgaarse yoghurt, mager	schaaltje	150	80
Bulgaarse yoghurt, vol	schaaltje	150	130
Bulgur	opscheplepel	60	48

C

NAAM	EENHEID	GEWICHT GRAM	ENERGIE IN KCAL
Cacaopoeder	theelepel	1	4
Café noir	stuks	10	42
Caipirinha	glas	150	340
Cake	plak	30	127
Cake, chocolade	plak	30	126
Cake, gevulde	plak	35	149
Cake, rozijnen	plakje	30	128
Calvados	borrelglas	50	114

CALORIETABEL Cam - Fus

NAAM	EENHEID	GEWICHT GRAM	ENERGIE IN KCAL
Campari	borrelglas	35	63
Candybar	groot	50	238
Cantharellen, gekookt	opscheplepel	50	12
Cappuccino, oplos	kopje	125	46
Carambola	stuks	155	57
Caramelpudding	schaaltje	150	178
Carpaccio	voorgerecht	40	49
Cashewnoten, ongezouten	10 stuks	20	123
Cashewnotenpasta	voor 1 snee	20	119
Cassave chips	handje	10	47
Cassave kroepoek	handje	10	47
Cassave, gekookt	stuks	75	106
Cassavetaart	stuks	130	364
Casselerrib	voor 1 snee	15	20
Cassis	longdrinkglas	250	102
Cassis light	longdrinkglas	250	8
Cayennepeper	mespuntje	0,5	2
Champagne	champagneglas	85	57
Champignons, blik / glas	eetlepel	30	6
Champignons, gekookt	opscheplepel	50	10
Champignonsoep, gebonden	soepkom	250	88
Cheeseburger, met broodje	stuks	115	282
Cheesecake	punt	100	332
Chiazaad	eetlepel	6	27
Chili con carne	opscheplepel	70	89
Chilipepertje	stuks	2	7
Chilipoeder	mespuntje	0,5	2
Chilisaus	eetlepel	15	16
Chinese kool, gekookt	opscheplepel	60	13
Chinese kool, rauw	schaaltje	35	6
Chipolatapudding	schaaltje	150	348
Chips, naturel	handje	10	54
Chips naturel, light	handje	10	49
Chips, cassave	handje	10	47
Chips, oven	handje	10	41
Chips, tortilla, naturel	handje	13	63
Choco Pops, Kellogg's	eetlepel	4	15
Chocolaatje	stuks	5	27
Chocolade, melk	blokje	7	38
Chocolade, puur	blokje	7	37
Chocolade, wit	blokje	7	39
Chocoladecroissant	stuks	60	261
Chocoladehagelslag, melk	voor 1 snee	15	68
Chocoladehagelslag, puur	voor 1 snee	15	67
Chocoladehagelslag, wit	voor 1 snee	15	68
Chocolademelk, halfvol	beker	250	192
Chocolademelk, mager	beker	250	155
Chocolademelk, vol	beker	250	222
Chocolademousse	bakje	60	109
Chocolademousse, light	bakje	60	74

NAAM	EENHEID	GEWICHT GRAM	ENERGIE IN KCAL
Chocoladepasta	voor 1 snee	20	114
Chocoladepasta, duo	voor 1 snee	20	115
Chocoladepasta, puur	voor 1 snee	20	115
Chocoladepasta, wit	voor 1 snee	20	118
Chocoladepinda's	handje	15	77
Chocoladepudding	schaaltje	150	184
Chocoladerozijnen	handje	25	109
Chocoladesaus	sauslepel	25	67
Chocoladetaart	punt	100	337
Chocoladevla, mager	schaaltje	150	117
Chocoladevla, vol	schaaltje	150	150
Chocoladevlokken, melk	voor 1 snee	15	68
Chocoladevlokken, puur	voor 1 snee	15	67
Chocoladevlokken, wit en chocola	voor 1 snee	15	68
Chocoprince	stuks	25	125
Chokotoff	stuks	15	67
Chutney	eetlepel	20	43
Cider	flesje	230	126
Citroen	stuks	65	23
Citroenjenever	borrelglas	50	90
Citroensap	eetlepel	10	5
Citrusfruit, vers	schaaltje	125	60
Coca-Cola Zero	longdrinkglas	250	0
Cocktailsaus	sauslepel	25	73
Cocktailworstje	stuks	10	20
Cognac	borrelglas	50	114
Cola	longdrinkglas	250	102
Cola light	longdrinkglas	250	0
Coleslaw	opscheplepel	50	93
Cordon bleu	stuks	140	368
Cornedbeef	voor 1 snee	15	31
Cornetto	stuks	70	197
Cornflakes, Kellogg's	eetlepel	5	19
Cottage cheese	voor 1 snee	20	18
Courgette	opscheplepel	60	11
Couscous	opscheplepel	60	76
Couscous, volkoren	opscheplepel	60	68
Cracker	groot	10	47
Cracker, meergranen	stuks	15	63
Cracker, volkoren	stuks	10	36
Cracottes, naturel	stuks	5	19
Cracottes, volkoren	stuks	5	19
Cranberry compote, gezoet	eetlepel	40	70
Cranberry's, gedroogd, gezoet	handje	20	67
Cranberry's, vers	eetlepel	25	6
Creamcracker	groot	10	47
Crème brûlée	schaaltje	100	273
Crème caramel	schaaltje	100	149
Crème fraîche	eetlepel	20	59
Crème fraîche, halfvol	eetlepel	20	33

NAAM	EENHEID	GEWICHT GRAM	ENERGIE IN KCAL
Crodino	flesje	100	63
Croissant	stuks	40	161
Croissant, chocolade	stuks	60	261
Croissant, ham-kaas	stuks	70	245
Croissant, kaas	stuks	60	235
Croutons	portie	25	116
Crystal Clear	longdrinkglas	250	0
Cup-a-Soup, diverse smaken	kop	175	58

D

NAAM	EENHEID	GEWICHT GRAM	ENERGIE IN KCAL
Dadels, gedroogd, geconfijt	stuks	6	19
Dadels, vers	stuks	6	8
Dagoeblad, rauw	opscheplepel	50	17
Dame blanche	schaaltje	170	410
Dessertsaus, vruchten	sauslepel	25	47
Dextro Energy	stuks	3	11
Diksap, geconcentreerd	voor 1 glas	20	56
Dille	theelepel	1	1
Djoezz	longdrinkglas	250	80
Dolma patliça, gevulde aubergine	opscheplepel	70	48
Donut	stuks	55	197
Doperwten	opscheplepel	55	38
Doperwten met wortelen, blik / glas	opscheplepel	60	34
Doperwten, diepvries	opscheplepel	55	51
Doperwten, blik / glas	opscheplepel	55	43
Dressing met yoghurt, 20% olie	sauslepel	25	64
Dressing, honingmosterd	sauslepel	25	75
Dressing, olijfolie-azijn	sauslepel	25	152
Drinkontbijt	beker	250	148
Drinkyoghurt, Activia Start	flesje	320	230
Drinkyoghurt, met zoetstof	beker	250	72
Drinkyoghurt, Optimel	beker	250	72
Drinkyoghurt, Yomild	beker	250	142
Drop	stuks	4	13
Drop, dubbelzoute	stuks	5	17
Drop, Engelse	stuks	5	20
Drop, suikervrij	stuks	4	5
Drop, zoet	stuks	4	14
Drop, zout	stuks	4	13
Druiven	trosje	125	98
Drumsticks, kip	klein	55	127
Dubbeldrank	longdrinkglas	250	125
DubbelFrisss	longdrinkglas	250	65
DubbelFrisss light	longdrinkglas	250	35

E

NAAM	EENHEID	GEWICHT GRAM	ENERGIE IN KCAL
Edammer kaas 40+	voor 1 snee	20	65
Ei, gebakken	stuks	50	110
Ei, gekookt	stuks	50	64
Ei, gevuld	stuks	35	84
Eierkoek	stuks	65	202
Eierkoek	klein	30	93
Eierkoek, meergranen	stuks	30	94
Eierkoek, volkoren	stuks	30	94
Energiereep met muesli	stuks	25	100
Energiereep, Isostar	reep	40	160
Energietablet	stuks	3	11
Energy drink, Red Bull	blikje	250	110
Energy drink, Red Bull sugarfree	blikje	250	0
Energydrink, citrus/fruit	flesje	330	218
Entrecote	stukje	80	154
Erwten, groene, gekookt	opscheplepel	60	76
Erwten, split-, gele, gekookt	opscheplepel	60	76
Erwtensoep met spek en worst, vers	soepkom	250	245
Escargots	stuks	20	17
EverGreen, diverse smaken	stuks	21	81

F

NAAM	EENHEID	GEWICHT GRAM	ENERGIE IN KCAL
Falafel	stuks	20	52
Festini ijs	stuks	50	50
Filet americain	voor 1 snee	20	48
Flageolets, gekookt	opscheplepel	60	76
Flensje	stuks	70	137
Focaccia	stuks	50	102
Foe yong hai zonder rijst	opscheplepel	50	60
Foelie	blaadje	3	13
Forel, gebakken	stukje	120	196
Fourré	stuks	25	125
Frambozen	schaaltje	100	35
Frambozendrank	longdrinkglas	250	142
Friet met mayonaise	zak	175	630
Friet met tomatenketchup	zak	175	483
Friet, met zout	bakje	150	462
Friet, oven	opscheplepel	50	146
Friet, zonder zout	zak	300	927
Frikandel	stuks	75	189
Frikandel speciaal	stuks	140	284
Frisdrank	longdrinkglas	250	95
Frisdrank light	longdrinkglas	250	2
Fritessaus, 15% olie	sauslepel	25	40
Fritessaus, 25% olie	sauslepel	25	74
Fritessaus, 35% olie	sauslepel	25	94
Frituurvet, vloeibaar	eetlepel	10	90
Frou frou	stuks	6	32
Fruitontbijt, Hero	flesje	330	182
Fruitsmoothie	longdrinkglas	250	135
Fruittella	stuks	4	16
Fusilli, gekookt	opscheplepel	45	64

CALORIETABEL Gal - Kaa

NAAM	EENHEID	GEWICHT GRAM	ENERGIE IN KCAL
G			
Galiameloen	schijf	120	32
Gamba	stuks	30	28
Gamba, gefrituurd	stuks	30	39
Garnalen, Hollandse	eetlepel	10	9
Garnalencocktail	stuks	65	182
Garnalenkroket	grote	70	191
Garnalenpasta, trassie	theelepel	5	10
Gebak, hazelnoot	stuks	70	328
Gebak, appel	punt	115	292
Gebak, chipolata	punt	100	316
Gebak, marsepein	stuks	80	274
Gebak, vruchten met room	stuks	100	241
Geelwortel (kurkuma)	theelepel	2	7
Gehakt, half-om-half	portie	80	254
Gehakt, kalfs	portie	80	229
Gehakt, runder, mager	portie	80	234
Gehaktbal, half-om-half	stuks	100	270
Gehaktbal, rund	bal	100	308
Geitenkaas, hard, 50+	voor 1 snee	20	79
Geitenkaas, harde, 30+	voor 1 snee	20	61
Geitenkaas, Turkse, 50+	stukje	20	59
Geitenkaas, verse, 45+	voor 1 snee	15	31
Geitenkaas, verse, 50+	voor 1 snee	20	59
Geitenmelk, vol	beker	250	170
Geitenvlees	stukje	75	105
Gekookte worst	voor 1 snee	15	54
Gekookte worst, mager	voor 1 snee	15	33
Gelatinepudding	schaaltje	150	88
Gember, op siroop	bolletje	5	14
Gemberpoeder	theelepel	2	2
Gembersiroop	theelepel	4	9
Gembersiroop	eetlepel	15	35
Gemberwortel	stukje	15	12
Gemengde notenpasta, 100%	voor 1 snee	20	123
Gerst	opscheplepel	50	55
Gin	borrelglas	50	122
Gin en tonic	longdrinkglas	250	168
Gingerale	longdrinkglas	250	95
Glüwein	groot wijnglas	150	177
Gojibessen	lepel	8	27
Gomasio	theelepel	5	29
Goulash, zonder rijst	opscheplepel	50	52
Graanreep met melk, Kellogg's	stuks	20	83
Graanreep, Hero B'tween	stuks	25	111
Graanreep, Kelloggs	stuks	25	100
Granaatappel	stuks	150	136
Granenbiscuit, LU Time Out	stuks	15	73
Granenbiscuit, LU Time Out	pakje	30	145
Grapefruit	halve	75	28
Griesmeelpap	schaaltje	150	140
Groene erwten, gekookt	opscheplepel	60	76
Groene kool, gekookt	opscheplepel	45	14
Groene kool, rauw	schaaltje	50	22
Groene thee	glas	150	0
Groente, blad-, rauw	bakje	25	5
Groente, gekookt	opscheplepel	50	16
Groente, met witte saus	opscheplepel	50	18
Groente, vast, rauw	schaaltje	70	14
Groentesoep, blik, zak, pak	soepkom	250	118
Groentesoep, gebonden	soepkom	250	88
Groentesoep, gemaakt van pakje	soepkom	250	58
Groentesoep, helder	soepkom	250	22
Groentesoep, vers	soepkom	250	88
Gruyère	voor 1 snee	20	87
Guacamole, 100% avocado	eetlepel	20	40
Guave	stuks	90	68
Gyrosvlees	portie	70	137
H			
Haas, wilde	stukje	90	126
Haaskarbonade	stuks	80	143
Halvajam	voor 1 snee	20	24
Halvanaise	eetlepel	20	80
Halvarine, ongezouten	voor 1 snee	6	22
Halvarineproduct, 35% vet, ongezouten	voor 1 snee	6	19
Ham, achter	voor 1 snee	15	20
Ham, been	voor 1 snee	15	19
Ham, rauwe	voor 1 snee	15	28
Ham, schouder	voor 1 snee	15	20
Hamburger	stuks	70	178
Hamlap	stukje	70	117
Ham-preisalade	voor 1 snee	25	57
Hamschijf	stuks	70	216
Hangop	schaaltje	150	94
Haring in tomatensaus	voor 1 snee	40	67
Haring, gemarineerd	stuks	75	156
Haring, gerookt	stuks	110	270
Haring, Hollandse nieuwe	stuks	75	129
Haring, zuur	stuks	75	156
Harira	soepkom	250	208
Hartige taart met bladerdeeg	punt	175	425
Hartige taart uit pak	punt	165	266
Hausmacher	voor 1 snee	15	40
Haverkoek	stuks	45	158
Havermout	eetlepel	5	19
Havermoutpap	schaaltje	150	110
Haverzemelen	eetlepel	5	18
Hazelnootpasta	voor 1 snee	20	112

NAAM	EENHEID	GEWICHT GRAM	ENERGIE IN KCAL
Hazelnoten	10 stuks	10	72
Heilbot, gebakken	stuks	120	150
Heilbot, gerookt	portie	100	211
Helva, Turks fruit	stuks	25	93
Hertenbiefstuk, bereid	stukje	80	117
Hoestbonbon	stuks	4	16
Hollandse nieuwe haring	stuks	75	129
Hom, gebakken	stuks	50	131
Honing	voor 1 snee	15	48
Honingmeloen	schijf	120	36
Hotdog	portie	100	201
Houmous, zonder zout	voor 1 snee	20	39
Hummus, naturel	voor 1 snee	20	64
Hummus, zonder zout	voor 1 snee	20	39
Hutspot, bereid zonder vlees	opscheplepel	110	68

I

NAAM	EENHEID	GEWICHT GRAM	ENERGIE IN KCAL
IJs	bolletje	50	102
IJs, chocolade	bolletje	50	102
IJs, Cornetto	stuks	70	197
IJs, Festini	stuks	50	50
IJs, room/vanille	bolletje	50	102
IJs, schep	bolletje	50	102
IJs, slagroom	bolletje	50	102
IJs, soft	stuks	70	144
IJs, sorbet, vruchten	bolletje	50	38
IJs, water	stuks	55	41
IJs, yoghurt	bolletje	50	71
IJsbergsla	schaaltje	25	4
IJskoffie	beker	250	180
IJsthee	longdrinkglas	250	78
IJsthee light	longdrinkglas	250	5
IJswafeltje	klein	5	22
Indische cake	plak	30	94
Inktvisringen, gefrituurd	stuks	50	220
Irish coffee	Irish coffeeglas	230	398
Isostar actifood	zakje	90	184
Isostar energiereep	reep	40	160
Italiaanse bol	bol	100	247

J

NAAM	EENHEID	GEWICHT GRAM	ENERGIE IN KCAL
Jägermeister	borrelglas	50	147
Jam	voor 1 snee	20	50
Jam, halva- en light	voor 1 snee	20	24
Jam, rozenbottel	voor 1 snee	20	52
Jam, suikervrij	voor 1 snee	20	31
Japanse mix met pinda's	handje	25	105
Japanse mix zonder pinda's	handje	10	39
Jenever	borrelglas	50	98
Joppiesaus	eetlepel	20	69
Jozo bewust	theelepel	2	0
Jus d'orange	glas	200	90
Jus, gebonden, met juspoeder	sauslepel	25	107
Jus, bereid zonder juspoeder	sauslepel	25	85

K

NAAM	EENHEID	GEWICHT GRAM	ENERGIE IN KCAL
Kaakje	klein	5	22
Kaas, 20+	voor 1 snee	20	49
Kaas, 30+	voor 1 snee	20	58
Kaas, 30+, belegen	voor 1 snee	20	61
Kaas, 30+, jong	voor 1 snee	20	56
Kaas, 30+, oud	voor 1 snee	20	61
Kaas, 48+, belegen	voor 1 snee	20	75
Kaas, 48+, jong	voor 1 snee	20	73
Kaas, 48+, oud	voor 1 snee	20	83
Kaas, 48+, volvet	voor 1 snee	20	74
Kaas, 50+	voor 1 snee	20	76
Kaas, Bluefort	voor 1 toastje	10	40
Kaas, Boursin	voor 1 toastje	8	33
Kaas, Bresse bleu, 50+	voor 1 toastje	10	36
Kaas, Bressot	voor 1 toastje	8	27
Kaas, Brie, 50+	voor 1 toastje	15	47
Kaas, Camembert, 45+	voor 1 toastje	15	46
Kaas, Cheddar	voor 1 snee	20	83
Kaas, cottage cheese	voor 1 snee	20	18
Kaas, Danish blue	voor 1 toastje	10	40
Kaas, Edammer, 40+	voor 1 snee	20	65
Kaas, Emmentaler	voor 1 snee	20	77
Kaas, feta	blokje	10	24
Kaas, Friese nagel-, 20+	voor 1 snee	20	48
Kaas, Friese nagel-, 40+	voor 1 snee	20	68
Kaas, gorgonzola	voor 1 toastje	15	54
Kaas, Gruyère	voor 1 snee	20	87
Kaas, Hüttenkäse	voor 1 snee	20	18
Kaas, Kernhemmer, 60+	voor 1 snee	20	89
Kaas, Kollumer	voor 1 snee	20	78
Kaas, komijne	voor 1 snee	20	74
Kaas, Leidse nagel, 40+	voor 1 snee	20	68
Kaas, Leidse, 20+	voor 1 snee	20	48
Kaas, Limburgse	voor 1 snee	20	57
Kaas, mascarpone	eetlepel	15	68
Kaas, MonChou	voor 1 toastje	8	27
Kaas, Mozzarella	bolletje	125	328
Kaas, Parmezaanse	eetlepel	10	40
Kaas, Paturain	voor 1 toastje	8	30
Kaas, Port Salut	voor 1 toastje	15	51
Kaas, Rambol	voor 1 toastje	10	37
Kaas, rook	voor 1 snee	20	60
Kaas, room- light	voor 1 toastje	8	11
Kaas, room-, 60+	voor 1 toastje	10	33

CALORIETABEL Kaa - Lam

NAAM	EENHEID	GEWICHT GRAM	ENERGIE IN KCAL	NAAM	EENHEID	GEWICHT GRAM	ENERGIE IN KCAL
Kaas, Roquefort	voor 1 toastje	10	36	Kerriepoeder	mespuntje	0,5	2
Kaas, Saint Paulin	voor 1 toastje	15	51	Kerriesoep	soepkom	250	102
Kaas, schapen	voor 1 toastje	10	24	Kersen	schaaltje	200	108
Kaas, smeer-, 20+	voor 1 snee	15	21	Kersenbonbon	stuks	15	57
Kaas, smeer-, 40+	voor 1 snee	15	34	Kervel, gedroogd	theelepel	0,1	0
Kaas, smeer-, volvet	voor 1 snee	15	39	Kervel, vers	eetlepel	3	2
Kaas, Stilton	voor 1 toastje	10	39	Ketchup, curry	sauslepel	25	32
Kaas, Texelaar	voor 1 snee	20	78	Ketchup, hot	sauslepel	25	26
Kaas, verse light, 8% vet	voor 1 toastje	8	11	Ketchup, tomaten	eetlepel	17	13
Kaas, volvet, geraspt	eetlepel	10	37	Ketjap	eetlepel	15	38
Kaas, zuivelspread	voor 1 snee	15	38	Ketjap asin	eetlepel	15	32
Kaas, zuivelspread light	voor 1 snee	15	25	Ketjap, manis	eetlepel	15	35
Kaas, Zwitserse strooi	voor 1 snee	5	12	Ketjap, zoet	eetlepel	15	35
Kaasbroodje van bladerdeeg	stuks	130	653	Ketjap, zout	eetlepel	15	32
Kaaskoekje	stuks	5	24	Kibbeling	portie	145	306
Kaassaus	sauslepel	25	32	Kidneybonen, gekookt	opscheplepel	60	71
Kaassoesje	stuks	15	48	Kidneybonen, blik/glas	opscheplepel	60	64
Kaassoufflé	stuks	70	256	Kikkererwten	opscheplepel	60	74
Kaasvlinder	stuks	5	24	Kikkererwten blik/glas	opscheplepel	60	76
Kaaswafel	stuks	5	24	Kikkererwten, geroosterd	handje	25	100
Kabeljauw, gebakken, gestoofd	stukje	120	142	Kinderkoekje	stuks	9	40
Kabeljauw, gekookt	stukje	120	126	Kip cordon blue, gepaneerd	stuks	100	230
Kadetje	bolletje	45	118	Kip met vel	stukje	100	230
Kaiserbroodje	stuks	40	111	Kip zonder vel	stukje	100	183
Kaisoi, rauw	eetlepel	30	10	Kipburger	stuks	110	338
Kaki	stuks	150	116	Kipburger, gepaneerd, bereid	stuks	110	338
Kalfsentrecôte	stukje	70	116	Kipcorn	stuks	70	249
Kalfsfricandeau	stukje	70	85	Kipfilet	stukje	100	158
Kalfslever	stukje	70	120	Kipfilet, gegrild	stukje	100	188
Kalfsoester	stukje	70	100	Kipfilet, gerookt	voor 1 snee	15	19
Kalfsschenkel	stuks	155	217	Kipfilet, vleeswaar	voor 1 snee	15	19
Kalkoenfilet	voor 1 snee	15	17	Kipkantje, gefrituurd	stuks	20	55
Kampioentje	stuks	50	147	Kip-kerriesalade	voor 1 snee	25	71
Kandijkoek	plak	30	96	Kipnugget, gefrituurd	stuks	20	55
Kandijsuiker	theelepel	2	8	Kippenbout zonder vel, gegrild	stuks	130	244
Kaneel	theelepel	2	6	Kippenlever	stuks	25	41
Kaneelbeschuitje	stuks	5	20	Kippenpoot met vel	stuks	160	368
Kaneelstok	middel	50	190	Kippensoep met vermicelli	soepkom	250	112
Kappertjes	theelepel	3	1	Kippensoep, blik / zak / pak	soepkom	250	62
Kapucijners	opscheplepel	60	73	Kippensoep, helder	soepkom	250	95
Kapucijners, blik / glas	opscheplepel	55	53	Kiprollade	stukje	80	133
Karbonade, rib	stuks	80	142	Kipsaté met saus	stokje	50	88
Karbonade, hals	stuks	80	246	Kipschnitzel, gepaneerd	stuks	110	338
Karbonade, schouder	stuks	80	246	KitKat	staaf	45	234
Kastanje	stuks	4	8	Kiwi	stuks	75	51
Katenspek	voor 1 snee	15	46	Klapstuk	stukje	60	112
Kauwgom	stukje	2	6	Kletskop	stuks	8	40
Kauwgom, suikervrij	stuks	2	3	Knäckebröd	stuks	10	38
Kaviaar	eetlepel	5	14	Knäckebröd, glutenvrij	stuks	7	26
Kefir	glas	150	45	Knäckebröd, goudbruin	stuks	10	41

NAAM	EENHEID	GEWICHT GRAM	ENERGIE IN KCAL	NAAM	EENHEID	GEWICHT GRAM	ENERGIE IN KCAL
Knäckebröd, lichtgewicht	stuks	5	17	Kokosijs	bolletje	50	92
Knäckebröd, sesam	stuks	10	42	Kokoskoek	stuks	50	251
Knäckebröd, vezelrijk	stuks	10	35	Kokosmakroon	stuks	50	229
Knäckebröd, volkoren	stuks	10	36	Kokosmelk	eetlepel	10	18
Knakworst	stuks	10	20	Kokosolie	eetlepel	13	116
Knakworst, mager	stuks	20	27	Komijnzaad, gedroogd	mespuntje	0,5	2
Knappertje	klein	5	22	Komkommer	schaaltje	115	15
Knijpfruit	stuks	100	66	Komkommerspread	voor 1 snee	15	28
Knoflook	teentje	2	3	Kookroom	eetlepel	10	21
Knoflookmayonaise	eetlepel	20	156	Kookroom, light	eetlepel	10	10
Knoflooksaus	sauslepel	25	62	Koolraap	opscheplepel	30	4
Knolselderij, gekookt	opscheplepel	55	23	Koolrabi, gekookt	opscheplepel	50	14
Knolselderij, rauw	schaaltje	70	27	Koolrabi, rauw	opscheplepel	55	16
Koek, bastogne	stuks	10	49	Koolvis, gebakken/gestoofd	stukje	120	142
Koek, boter	blokje	20	89	Koolvis, gekookt	stukje	120	137
Koek, gevulde	stuks	60	242	Koolzaadolie	eetlepel	10	90
Koek, kokos	stuks	50	251	Koriander, vers	eetlepel	2	1
Koek, muesli	stuks	30	118	Kousenband	opscheplepel	50	14
Koek, pinda	stuks	35	181	Krab	voor 1 toastje	15	13
Koek, roze	stuks	55	240	Krabbetjes zonder bot	stuks	40	98
Koekje	stuks	10	48	Krakeling	stuks	10	50
Koekje, bitter	stuks	10	41	Kreeft	voor 1 toastje	15	13
Koekje, bokkenpootje	klein	10	45	Krenten	eetlepel	10	33
Koekje, café noir	stuks	10	42	Krieltjes, gekookt	stuks	20	17
Koekje, frou frou	stuks	6	32	Kroepoek	handje	10	52
Koekje, krakeling	stuks	10	50	Kroepoek, cassave	handje	10	47
Koekje, lange vinger	stuks	5	20	Kroket	stuks	65	177
Koekje, PiM's	stuks	15	56	Kruidenboter	voor 1 snee	6	37
Koekje, roomboter	stuks	10	47	Kruidenkaas, 40+	voor 1 snee	20	68
Koekje, Scholiertje	stuks	15	74	Kruidenthee zonder suiker	glas	150	0
Koekje, speculaas	stuks	7	33	Kruidkoek	plak	30	92
Koekje, suikervrij	stuks	10	46	Kruidnagel	stuks	1	4
Koeliboontje, rauw	eetlepel	25	20	Kruidnoten	handje	17	75
Koffie verkeerd, zonder suiker	kopje	125	38	Kruidnoten met chocolade	10 stuks	20	101
Koffie, zwart	kopje	125	1	Kruimelvlaai	punt	110	239
Koffie, espresso	kopje klein	75	1	Kruisbessen	schaaltje	125	61
Koffieboontje, melk	portie	30	164	Kuit, gebakken	stuks	50	131
Koffieboontje, puur	5 stuks	10	53	Kumquat	stuks	10	5
Koffiebroodje	stuks	75	262	Kwark, halfvol	schaaltje	150	154
Koffiecreamer	zakje	2	11	Kwark, mager	schaaltje	150	87
Koffiemelk, halfvol	cupje	8	9	Kwark, room	schaaltje	150	194
Koffiemelk, mager	cupje	8	5	Kwark, vol	schaaltje	150	194
Koffiemelk, vol	cupje	8	12	Kwark, vruchten-, halfvol	schaaltje	150	186
Koffiemelkpoeder	zakje	2	11	Kwark, vruchten-, mager	schaaltje	150	117
Koffieroom	cupje	8	17	Kwarkyoghurt met vruchten	schaaltje	150	135
Köfte rundergehakt	portie	80	201				
Köfte schapengehakt	portie	80	162	**L**			
Kokos, gedroogd	eetlepel	8	33	Lamsbout	stukje	70	179
Kokosbrood	voor 1 snee	20	85	Lamsgehakt, bereid	bal	75	189
Kokoscrème, vast	stukje	10	67	Lamsgehaktbal	stuks	75	189

CALORIETABEL **179**

CALORIETABEL Lam - Pas

NAAM	EENHEID	GEWICHT GRAM	ENERGIE IN KCAL
Lamskarbonade	stuks	80	280
Lamszadel	stuks	70	216
Lasagne met vlees en saus	opscheplepel	50	78
Lasagne, diepvries	opscheplepel	50	63
Latte macchiato	beker	250	128
Laurierblad	blaadje	3	13
Lekkerbekje	stuks	145	306
Lever, gebakken	stukje	75	121
Lever, kalfs	stukje	70	120
Leverkaas	voor 1 snee	15	48
Leverpastei	voor 1 snee	15	48
Lijnzaad	eetlepel	5	24
Lijnzaadbrood	snee	35	100
Lijnzaadolie	eetlepel	10	90
Likeur, <15 vol % alcohol	borrelglas	50	100
Likeur, >25 vol % alcohol	borrelglas	50	146
Limoen	stuks	60	25
Limoensap	eetlepel	10	5
Limonadesiroop	voor 1 glas	25	58
Limonadesiroop light	voor 1 glas	15	0
Limonadesiroop, suikervrij	voor 1 glas	35	1
Linzen	opscheplepel	60	59
Lion	reep	40	197
Loempia	stuks	150	272
Lokum, Turks fruit	stuks	25	93
Lolly	stuks	10	38
Lombok, vers	stuks	10	3
Losalt mineraalzout	theelepel	2	0
Luikse wafel	stuks	50	223
Lychee	stuks	10	7

M

NAAM	EENHEID	GEWICHT GRAM	ENERGIE IN KCAL
M&M's choco	mini zakje	20	97
M&M's met pinda	zakje	45	230
Macadamianoten, ongezouten	10 stuks	25	196
Macaroni, gekookt	opscheplepel	45	64
Madeira	eetlepel	10	17
Maggi	theelepel	2	1
Magnum	stuks	85	258
Mais, blik / glas	opscheplepel	30	26
Mais, gekookt	kolf	175	130
Maisbrood	snee	35	92
Maiskiemolie	eetlepel	10	90
Maisolie	eetlepel	10	90
Makreel in olie, blik	voor 1 toastje	10	27
Makreel in water, blik	voor 1 toastje	10	26
Makreel, gerookt	voor 1 toastje	10	30
Maltesers	zakje	45	225
Mandarijn	stuks	60	27
Mango	halve	140	92

NAAM	EENHEID	GEWICHT GRAM	ENERGIE IN KCAL
Margarine, ongezouten, kuipje	voor 1 snee	6	43
Margarine, vast	eetlepel	15	108
Margarine, vloeibaar	eetlepel	10	74
Margarita, cocktail	cocktailglas	65	118
Marmelade	voor 1 snee	20	50
Marmite, gistextract	voor 1 snee	3	7
Mars	reep	45	202
Marsepein	stukje	25	105
Marshmallow	stuks	7	23
Matze teacracker	stuks	10	38
Mayonaise	eetlepel	20	133
Mayonaise, halfvet	eetlepel	20	80
Mayonaiseproduct met olijfolie	eetlepel	20	126
Mayonaiseproduct met yoghurt	eetlepel	20	56
Melba toast	stuks	4	16
Melba toast, volkoren	stuks	6	24
Melk, 0% vet	beker	250	88
Melk, halfvol	beker	250	115
Melk, mager	beker	250	88
Melk, vol	beker	250	155
Melkpoeder, mager	eetlepel	3	11
Melkpoeder, vol	eetlepel	3	15
Meloen, net	schijf	120	32
Meloen, suiker	schijf	120	36
Meloen, water	schijf	300	108
Mentos	stuks	3	12
Merci	staafje	10	55
Mergpijpje	stuks	30	136
Metworst	voor 1 snee	15	59
Mexicano	stuks	135	389
Mie, gekookt	opscheplepel	45	64
Mierikswortel	theelepel	3	2
Mihoen, gekookt	opscheplepel	55	80
Milkbreak	stuks	20	89
Milkshake	beker	250	258
Milky Way	stuks	22	99
Mineola	stuks	90	43
Mineraalwater	longdrinkglas	250	0
Minestronesoep	soepkom	250	102
Minipizza	klein	100	234
Miso, sojapasta	theelepel	5	6
Moerbeibessen, vers	lepel	7	3
Moorkop	stuks	65	198
Morellen	schaaltje	200	104
Mosselen, gebakken, gefrituurd	stuks	5	13
Mosselen, gekookt	stuks	3	4
Mosterd	theelepel	5	7
Mosterdsoep	soepkom	250	102
Moussaka	opscheplepel	50	73
Mozzarella	plak	25	66

NAAM	EENHEID	GEWICHT GRAM	ENERGIE IN KCAL
Muesli, krokant met chocolade	voor 1 schaaltje	45	211
Muesli, krokant met fruit	voor 1 schaaltje	40	175
Muesli, krokant met noten	voor 1 schaaltje	45	216
Muesli krokant, naturel	voor 1 schaaltje	40	175
Muesli met vruchten	voor 1 schaaltje	45	161
Muesli, boeren-, Kellogg's	eetlepel	10	37
Muesli, Energie mix	voor 1 schaaltje	45	161
Muesli, zonder toegevoegd suiker	eetlepel	10	35
Mueslireep	stuks	25	108
Mueslireep met chocola	stuks	25	113
Muffin	stuks	50	222
Multivruchtendrank	longdrinkglas	250	125
Multivruchtensap	longdrinkglas	250	115
Mungbonen, gekookt	opscheplepel	60	61
Munt, vers	takje	2	1

N

NAAM	EENHEID	GEWICHT GRAM	ENERGIE IN KCAL
Naanbrood	portie	135	354
Nasi goreng met ei	opscheplepel	60	77
Nasibal	bal	75	224
Nasivlees, varkens-, bereid	portie	70	111
Nectarine	stuks	105	38
Noodles, gekookt	opscheplepel	45	64
Noodlesoep	soepkom	250	215
Nootmuskaat	mespuntje	0,5	3
Nori	blaadje	3	10
Noten, cashew-, ongezouten	10 stuks	20	123
Noten, gemengd, gezouten	eetlepel	20	129
Noten, gemengd, ongezouten	handje	25	162
Noten, macadamia, ongezouten	10 stuks	25	196
Noten, pistache- gezouten	handje	20	118
Noten, wal-, ongezouten	handje	25	177
Notenbrood, volkoren	snee	35	104
Notenvruchtenbol	stuks	50	155
Nougat	stuks	10	48
Nuts	stuks	30	149

O

NAAM	EENHEID	GEWICHT GRAM	ENERGIE IN KCAL
Oesters	stuks	10	6
Oesterzwammen, gekookt	opscheplepel	50	12
Okra, gekookt	stuks	10	2
Okra, rauw	stuks	10	2
Olie, alle soorten	eetlepel	10	90
Oliebol	stuks	65	161
Oliebol, met rozijnen of krenten	stuks	65	179
Olijfolie	eetlepel	10	90
Olijven, groen, blik / glas	5 stuks	20	23
Olijven, zwart, blik/glas	5 stuks	20	32
Omelet	van 1 ei	50	110
Ontbijtkoek	plak	30	92

NAAM	EENHEID	GEWICHT GRAM	ENERGIE IN KCAL
Ontbijtkoek met kandij	plak	30	96
Ontbijtkoek met minder suiker	plak	30	86
Ontbijtkoek met noten	plak	30	101
Ontbijtkoek met noten en vruchten	plak	25	86
Ontbijtkoek met rozijnen	plak	30	94
Ontbijtkoek, volkoren	plak	30	92
Ontbijtspek	voor 1 snee	15	47
Ontbijtspek, gegrild	voor 1 snee	15	39
Opkikker, drinkbouillon	beker	175	10
Oregano, gedroogd	mespuntje	0,5	2
Ossenhaas, bereid	stukje	80	117

P

NAAM	EENHEID	GEWICHT GRAM	ENERGIE IN KCAL
Paardenrookvlees	voor 1 snee	15	15
Paardenvlees	stukje	80	117
Paasei, melkchocolade	stuks	7	38
Paasei, praliné	stuks	9	40
Paasei, puur	stuks	7	37
Paasei, wit	stuks	7	39
Paella	opscheplepel	50	60
Paksoi, gekookt	opscheplepel	60	8
Paksoi, rauw	schaaltje	25	4
Paling, gerookt	voor 1 toastje	10	35
Paling, gestoofd	portie	120	199
Pandabrood	snee	35	96
Pangasius	stukje	100	89
Pangasius, bereid in magnetron	stukje	100	89
Pangsit	stuks	55	143
Panharing, rauw	stuks	135	269
Pannenkoek	stuks	70	137
Papaja	schaaltje	150	58
Paprika, gekookt	stuks	65	16
Paprika, gele, gekookt	stuks	65	18
Paprika, gele, rauw	stuks	135	34
Paprika, groene, gekookt	stuks	65	11
Paprika, groene, rauw	stuks	135	26
Paprika, oranje, rauw	stuks	135	38
Paprika, rauw	stuks	135	32
Paprika, rode, gekookt	stuks	65	18
Paprika, rode, rauw	stuks	135	34
Paprikapoeder	mespuntje	0,5	2
Paranoten	3 stuks	10	69
Pardano	voor 1 snee	20	71
Parmezaanse kaas	eetlepel	10	40
Passievrucht	stuks	15	8
Pasta, gekookt	opscheplepel	45	64
Pasta, volkoren	opscheplepel	45	59
Pastasaus zonder vlees	sauslepel	25	14
Pasteibakje	stuks	28	164

CALORIETABEL Pas - Sap

NAAM	EENHEID	GEWICHT GRAM	ENERGIE IN KCAL
Pasteitje met vleesragout	stuks	100	241
Pastinaak, gekookt	opscheplepel	55	38
Pastrami	plakje	15	16
Paté	voor 1 toastje	10	36
Pecannoten, ongezouten	halve	2	14
Peche melba	schaaltje	190	314
Peer met schil	stuks	225	124
Peer zonder schil	stuks	180	99
Pekelvlees	voor 1 snee	15	28
Peper	snufje	0,1	0
Peperkoek	plak	30	92
Pepermunt	stuks	3	12
Pepernoot	3 stuks	9	28
Perenstroop	voor 1 snee	20	56
Perzik	stuks	110	45
Pesto	eetlepel	20	87
Peterselie, gedroogd	theelepel	1	3
Peterselie, vers	eetlepel	2	1
Petitfour	groot	50	198
Peultjes, gekookt	opscheplepel	40	13
Philadelphia, zuivelspread	voor 1 snee	15	38
Philadelphia, zuivelspread, light	voor 1 snee	15	25
Piccalilly	sauslepel	25	13
Pijnboompitten	eetlepel	15	92
Piña colada	longdrinkglas	250	338
Pindakaas	voor 1 snee	20	132
Pindakaas, 100% pinda's	voor 1 snee	20	123
Pindakaas, light	voor 1 snee	20	115
Pindakaas, met stukjes pinda	voor 1 snee	20	130
Pinda's, geroosterd	eetlepel	20	115
Pinda's	eetlepel	20	125
Pindasaus	sauslepel	30	75
Pitabroodje	stuks	45	110
Pizza met kaas en tomaat	stuks	350	872
Pizza salami	stuks	350	906
Pizza, mini	klein	100	234
Poedersuiker	eetlepel	6	24
Poestasaus	sauslepel	25	27
Poffertje	stuks	10	20
Poffertjes, met boter en suiker	5 stuks	75	208
Pompoen, gekookt	eetlepel	30	4
Pompoenpitten	eetlepel	15	86
Pompoensoep	soepkom	250	88
Popcorn, naturel	handje	10	39
Popcorn, zoet	handje	10	39
Popcorn, zout	handje	10	38
Port	portglas	75	117
Portiefruit	flesje	200	102
Postelein, gekookt	opscheplepel	80	17
Postelein, rauw	schaaltje	25	3

NAAM	EENHEID	GEWICHT GRAM	ENERGIE IN KCAL
Prei, gekookt	opscheplepel	80	18
Prei, rauw	schaaltje	25	7
Pringles	portie	30	154
Pruim	stuks	40	20
Pruimen, gedroogd	stuks	8	18
Pudding, caramel	schaaltje	150	178
Pudding, chipolata	schaaltje	150	348
Pudding, chocolade	schaaltje	150	184
Pudding, gelatine	schaaltje	150	88
Pudding, griesmeel	schaaltje	150	183
Pudding, light	schaaltje	150	124
Pudding, luchtige	schaaltje	150	346
Pudding, vanille	schaaltje	150	174
Puddingbroodje	stuks	100	214

Q

NAAM	EENHEID	GEWICHT GRAM	ENERGIE IN KCAL
Quinoa	opscheplepel	50	57

R

NAAM	EENHEID	GEWICHT GRAM	ENERGIE IN KCAL
Raapstelen, gekookt	opscheplepel	60	15
Raapstelen, rauw	opscheplepel	20	3
Rabarbermoes, met suiker	schaaltje	200	160
Radijs	stuks	8	2
Ragout met vlees	opscheplepel	50	49
Rambol	voor 1 toastje	10	37
Rammenas, rauw	voor 1 snee	30	9
Ranja	voor 1 glas	25	58
Ranja, light	voor 1 glas	15	0
Ranja, vruchtenmix	voor 1 glas	35	78
Rauwkost, bladgroente	schaaltje	25	4
Rauwkost, vaste groente	bakje	70	13
Ravioli	opscheplepel	50	60
Rettich	eetlepel	15	3
Reuzel	theelepel	5	45
Ribkarbonade	stuks	80	142
Riblap, rund	stukje	75	172
Rice Krispies, Kellogg's	eetlepel	5	19
Ricotta	eetlepel	15	30
Rietsuiker	eetlepel	15	60
Rijst, basmati-, gekookt	opscheplepel	55	80
Rijst, gekookt	opscheplepel	55	80
Rijst, gele, gekookt	opscheplepel	55	80
Rijst, meergranen-	opscheplepel	55	77
Rijst, noten-, gekookt	opscheplepel	60	102
Rijst, parboiled, gekookt	opscheplepel	55	77
Rijst, witte en wilde, gekookt	opscheplepel	55	80
Rijst, zilvervlies	opscheplepel	60	79
Rijstepap, zonder suiker	schaaltje	150	129
Rijstevlaai	punt	85	179
Rijstwafel met chocolade	stuks	15	75

NAAM	EENHEID	GEWICHT GRAM	ENERGIE IN KCAL
Rijstwafel, gekruid	stuks	10	40
Rijstwafel, kaas	stuks	10	40
Rijstwafel, met caramel	stuks	20	78
Rijstwafel, naturel	stuks	7	26
Rivella	longdrinkglas	250	10
Rivierkreeftjes, gekookt	voor 1 toastje	15	13
Rode bessen	schaaltje	100	36
Rode bessendrank	longdrinkglas	250	142
Rode bieten, gekookt	opscheplepel	50	15
Rode wijn	wijnglas	150	123
Rodekool met appeltjes	opscheplepel	45	27
Rodekool, blik / glas	opscheplepel	45	18
Rodekool, gekookt	opscheplepel	45	10
Rodekool, rauw	opscheplepel	25	7
Roerbakgroenten, Provençaals	opscheplepel	50	53
Roerei	van 1 ei	65	97
Rookspek, mager	voor 1 snee	15	57
Rookworst	stukje	100	331
Rookworst, mager, gekookt	stukje	100	254
Rookworst, runder-, gekookt	stukje	100	240
Room, banketbakkers	eetlepel	15	21
Room, kook	eetlepel	10	21
Room, zure	eetlepel	20	39
Roomborstplaat	stuks	10	35
Roomboter	voor 1 snee	6	44
Roomboter, halfvol	voor 1 snee	6	20
Roomsaus	sauslepel	25	21
Roosvicee 50/50, diverse smaken	longdrinkglas	250	68
Roosvicee Ferro, siroop	voor 1 glas	25	56
Roosvicee limonade, siroop	voor 1 glas	25	46
Roosvicee multivit, siroop	voor 1 glas	25	46
Roosvicee Original, Rozenbottelsiroop	voor 1 glas	25	46
Roosvicee, low cal, siroop	voor 1 glas	25	18
Rösti, bereid zonder vet	opscheplepel	50	74
Roti met aardappelvulling	stuks	185	481
Roti met kip, zonder zout	opscheplepel	50	88
Roti, ongevuld	stuks	85	264
Rozemarijn, gedroogd	mespuntje	0,5	2
Rozenbotteljam	voor 1 snee	20	52
Rozijnen	eetlepel	12	39
Rozijnen met chocolade	handje	25	109
Rozijnen, geweekt	10 stuks	6	16
Rozijnenbrood	snee	35	95
Rozijnenbrood met spijs	snee	40	121
Rum	borrelglas	50	117
Rum cola	longdrinkglas	250	170
Runderbaklap	stukje	80	112
Runderbieflap	stukje	80	112
Runderbraadworst	stuks	90	205

NAAM	EENHEID	GEWICHT GRAM	ENERGIE IN KCAL
Rundercarpaccio	voorgerecht	40	49
Rundergehakt zonder ei, bereid	bal	100	303
Rundergehakt, mager, bereid	portie	80	234
Rundergehakt, mager, bereid	bal	95	278
Runderlap, vet, bereid	stukje	60	127
Runderpoulet	portie	80	173
Runderriblap	stukje	75	172
Runderrollade, bereid	portie	80	126
Runderrookvlees	voor 1 snee	15	16
Rundersaucijs	stuks	75	224
Runderschenkel	stukje	90	126
Rundertong	stukje	75	141
Rundervink	stuks	60	134

S

NAAM	EENHEID	GEWICHT GRAM	ENERGIE IN KCAL
Saffloerolie	eetlepel	10	90
Salade, aardappel	opscheplepel	50	84
Salade, coleslaw	opscheplepel	50	93
Salade, eier	voor 1 snee	25	64
Salade, farmer	voor 1 toastje	15	29
Salade, farmer	voor 1 snee	25	48
Salade, garnalen	voor 1 snee	25	70
Salade, ham/prei	voor 1 snee	25	57
Salade, huzaren	bolletje	50	74
Salade, kip-kerrie	voor 1 snee	25	71
Salade, kipsaté	voor 1 snee	25	46
Salade, komkommer	voor 1 snee	25	60
Salade, krab	voor 1 snee	25	70
Salade, selderij	voor 1 toastje	15	29
Salade, selderij	voor 1 snee	25	48
Salade, tonijn	voor 1 snee	25	70
Salade, vis	voor 1 snee	25	70
Salade, vlees	voor 1 snee	25	72
Salade, zalm	voor 1 snee	25	70
Sambal badjak	theelepel	3	8
Sambal brandal	theelepel	3	8
Sambal manis	theelepel	3	8
Sambal oelek	theelepel	3	1
Sambal, gebakken	theelepel	3	8
Sandwichspread, diverse smaken	voor 1 snee	15	28
Sandwichspread, naturel	voor 1 snee	15	35
Santen, vast	stukje	10	67
Sap, ananas	glas	200	94
Sap, appel	glas	200	92
Sap, bessen	glas	200	84
Sap, bieten	glas	200	68
Sap, cranberry	glas	200	84
Sap, druiven	glas	200	130
Sap, grapefruit	glas	200	68
Sap, peren	glas	200	70

CALORIETABEL Sap - Spi

NAAM	EENHEID	GEWICHT GRAM	ENERGIE IN KCAL	NAAM	EENHEID	GEWICHT GRAM	ENERGIE IN KCAL
Sap, sinaasappel	glas	200	90	Schenkstroop	eetlepel	15	43
Sap, sinaasappel-, vers	glas	200	98	Schepijs	bolletje	50	102
Sap, tomaten	longdrinkglas	250	40	Schnitzel, kip-, gepaneerd	stuks	110	338
Sap, wortel	glas	200	58	Schnitzel, ongepaneerd	lapje	100	142
Sardines in olie	voor 1 snee	40	92	Schnitzel, varkens-, gepaneerd	lapje	150	249
Sardines, gegrild	voor 1 snee	40	68	Schol, gebakken	stukje	120	233
Saté, kip- met saus	stokje	50	88	Schol, gekookt	stukje	120	118
Saté, varkens- met saus	stokje	50	92	Scholfilet, gebakken	portie	120	134
Satésaus	sauslepel	30	75	Schorseneren, gekookt	opscheplepel	75	63
Saucijs, bereid	stukje	75	184	Schuimkoekje	stuks	10	34
Saucijzenbroodje	stuks	70	249	Schuimkransje	stuks	10	38
Saus, barbecue	sauslepel	25	24	Schuimpje	stuks	4	10
Saus, bolognese- met vlees, pot	sauslepel	30	33	Scone	stuks	50	138
Saus, Chicken Tonight	sauslepel	30	20	Seitan	stukje	75	85
Saus, chili	eetlepel	15	16	Selderijsalade	voor 1 snee	25	48
Saus, chocolade	sauslepel	25	67	Seroendeng	eetlepel	10	44
Saus, cocktail	sauslepel	25	73	Serrano ham	voor 1 snee	15	28
Saus, curry	sauslepel	25	32	Sesamzaad	eetlepel	10	63
Saus, dip	sauslepel	25	73	Shandy	fles	200	84
Saus, frites- 35% olie	sauslepel	25	94	Sherry	sherryglas	75	83
Saus, frites-, 25% olie	sauslepel	25	74	Shii-take, gekookt	opscheplepel	50	12
Saus, groente- uit pakje	sauslepel	25	14	Shoarmabroodje	stuks	45	110
Saus, ham-kaas-	sauslepel	25	46	Shoarmavlees, varken	portie	70	167
Saus, Joppie	sauslepel	25	86	Sinaasappel	stuks	130	66
Saus, kaas	sauslepel	25	32	Sinas	longdrinkglas	250	102
Saus, knoflook	sauslepel	25	62	Sinas light	longdrinkglas	250	8
Saus, Oosterse	sauslepel	25	16	Sint Jacobsschelp	stuks	10	8
Saus, Poesta	sauslepel	25	27	Siroop, vruchtenlimonade- light	voor 1 glas	15	0
Saus, room	sauslepel	25	21	Sjalotje, gebakken	stuks	20	12
Saus, salsa	eetlepel	17	8	Sjasliksaus	sauslepel	25	27
Saus, saté- op basis potje	sauslepel	30	75	Sla, gemengd, zonder dressing	schaaltje	25	4
Saus, sjaslik	sauslepel	25	27	Sla, ijsberg	schaaltje	25	4
Saus, sla- zonder olie	sauslepel	25	8	Sla, zonder dressing	schaaltje	25	3
Saus, sla-, 25% olie	sauslepel	20	56	Sla, rucola	schaaltje	25	6
Saus, sla-, 40% olie	sauslepel	25	100	Sla, veld	schaaltje	25	4
Saus, Stroganoff	sauslepel	25	25	Sladressing zonder olie	sauslepel	25	8
Saus, vinaigrette	sauslepel	25	148	Sladressing, 10-15% olie	sauslepel	25	40
Saus, vruchtendessert-	sauslepel	25	47	Slagroom met suiker	toef	10	35
Saus, yoghurt-, 25 % olie	sauslepel	25	70	Slagroom, light	eetlepel	10	25
Saus, zoetzuur	sauslepel	25	8	Slagroom, ongeklopt	eetlepel	10	34
Savooiekool, gekookt	opscheplepel	45	15	Slagroom, spuitbus	toef	10	30
Savooiekool, rauw	schaaltje	50	18	Slagroomsoes	klein	15	43
Scampi	stuks	30	28	Slakken	klein	5	4
Schapenkaas, harde	blokje	10	24	Slaolie	eetlepel	10	89
Schapenkaas, Turkse, 50+	stukje	20	59	Slasaus, 10-15% olie	sauslepel	25	40
Schapenvlees	stuks	80	280	Slasaus, 25% olie	sauslepel	20	56
Schar, gebakken/gestoofd	stukje	120	142	Slasaus, 40% olie	sauslepel	25	100
Schelvis, gebakken/gestoofd	stukje	120	142	Slauitje, rauw	stuks	40	12
Schelvis, gekookt	stukje	120	126	Slavink	stuks	80	222
Schenkroom	scheutje	10	21	Smarties	doosje	15	73

NAAM	EENHEID	GEWICHT GRAM	ENERGIE IN KCAL	NAAM	EENHEID	GEWICHT GRAM	ENERGIE IN KCAL
Smeerkaas, 15+	voor 1 snee	15	20	Soep, tomatencrème	soepkom	250	88
Smeerkaas, 20+	voor 1 snee	15	21	Soep, vermicelli en groente, helder	soepkom	250	42
Smeerkaas, 30+	voor 1 snee	15	33	Soep, vermicelli- met vlees	soepkom	250	112
Smeerkaas, 40+	voor 1 snee	15	34	Soep, vlees en groenten, helder	soepkom	250	88
Smeerkaas, 45+	voor 1 snee	15	35	Soepballetjes, blik	stuks	4	8
Smeerkaas, 48+	voor 1 snee	15	39	Soepstengel	stuks	5	20
Smeerkaas, Kids	voor 1 snee	15	27	Soes, ongevuld	stuks	10	22
Smeerkaas, Kiri	voor 1 snee	15	50	Softijs	stuks	70	144
Smeerkaas, La Vache qui rit	voor 1 snee	15	36	Sojabonen, gekookt	opscheplepel	60	151
Smeerkaas, mager	voor 1 snee	15	21	Sojadessert, diverse smaken	schaaltje	150	128
Smeerkaas, volvet	voor 1 snee	15	39	Sojamelk, diverse smaken, Alpro	beker	250	150
Smeerpaté, mager	voor 1 snee	15	28	Sojamelk, light	beker	250	72
Smoothie, fruit	longdrinkglas	250	135	Sojamelk, naturel	beker	250	95
Smoothie, fruit en zuivel	longdrinkglas	250	125	Sojamelk, ongezoet, Alpro	beker	250	78
Snackcups	stuks	5	23	Sojamelk, Original, Alpro	beker	250	98
Snert, vers	soepkom	250	245	Sojaolie	eetlepel	10	89
Snickers	stuks	45	218	Sojapasta, miso	theelepel	5	6
Snijbiet, gekookt	opscheplepel	80	23	Sojasaus	eetlepel	15	38
Snijbiet, rauw	schaaltje	25	7	Sojasaus, zoet	eetlepel	15	35
Snijbonen	opscheplepel	55	13	Sojasaus, zout	eetlepel	15	32
Snijbonen, blik / glas	opscheplepel	55	11	Sojayoghurt met vruchten, Alpro	schaaltje	150	110
Snijkoek	plakje	20	62	Sojayoghurt, naturel, Alpro	schaaltje	150	70
Snijkoek met vruchtenvulsel	plak	30	95	Sopropo, gekookt	eetlepel	35	6
Snijworst	voor 1 snee	15	56	Spaanse peper, vers	stuks	10	3
Snoepje	stuks	5	19	Spaghetti Bolognese	opscheplepel	50	60
Snoepje, suikervrij	stuks	5	11	Spaghetti, gekookt	opscheplepel	45	64
Soep, asperge-, gebonden	soepkom	250	88	Spaghetti, volkoren, zonder saus	opscheplepel	45	59
Soep, asperge-, helder	soepkom	250	22	Spareribs, zonder bot	stuks	85	212
Soep, bouillon	soepkom	250	12	Special K chocolade	voor 1 schaaltje	30	120
Soep, bruine bonen-, zonder vlees	soepkom	250	150	Speculaas, gevulde	blokje	30	144
Soep, champignon-, gebonden	soepkom	250	88	Speculaasje	stuks	7	33
Soep, erwten- met spek en worst	soepkom	250	245	Speculaaskruiden	theelepel	2	6
Soep, gebonden, met vlees en groenten	soepkom	250	120	Speculoospasta	voor 1 snee	15	87
Soep, groente-, blik / zak / pak	soepkom	250	118	Spek, mager, bereid	lapje	75	318
Soep, groente-, gemaakt van pakje	soepkom	250	58	Spek, ontbijt-	plakje	10	31
Soep, groente-, helder	soepkom	250	22	Spek, vet, bereid	stukje	75	379
Soep, groente-, met vlees en vermicelli	soepkom	250	102	Spekblokjes	portie	75	284
Soep, kippen- met vermicelli	soepkom	250	112	Spekkie	stuks	6	20
Soep, kippen-, gebonden	soepkom	250	158	Spekkoek	punt	35	148
Soep, kippen-, gemaakt van pakje	soepkom	250	32	Speklap	lapje	75	326
Soep, kippen-, helder	soepkom	250	95	Speltbrood	snee	35	83
Soep, linzen-	soepkom	250	125	Sperziebonen	opscheplepel	40	10
Soep, minestrone-	soepkom	250	102	Sperziebonen, blik / glas	opscheplepel	40	10
Soep, natriumarm	soepkom	250	55	Sperziebonen, diepvries	opscheplepel	40	15
Soep, peulvruchten-, blik / zak / pak	soepkom	250	200	Spijs	eetlepel	10	43
				Spinazie à la crème	opscheplepel	80	58
Soep, Tarhana corbasi, Turks	soepkom	250	125	Spinazie, blik / glas	opscheplepel	70	22
Soep, tomaten-, helder	soepkom	250	22	Spinazie, gekookt	opscheplepel	70	18
				Spinazie, rauw	schaaltje	25	6

CALORIETABEL Spi - Vis

NAAM	EENHEID	GEWICHT GRAM	ENERGIE IN KCAL
Spitskool, gekookt	opscheplepel	45	9
Spitskool, rauw	opscheplepel	25	10
Sportdrank, AA Drink High Energy	flesje	330	218
Sportdrank, AA-drink Isotone	flesje	330	76
Sportdrank, AA-Drink Sportwater	flesje	330	0
Sportdrank, Aquarius	flesje	330	96
Sportdrank, Extran Energy	flesje	330	142
Sportdrank, Extran Hydro	flesje	330	73
Sprite	longdrinkglas	250	95
Sprite light	longdrinkglas	250	2
Sprits	groot	25	132
Sprot, gebakken	stukje	100	334
Sprotfilet, gerookt	stukje	40	85
Spruitjes, gekookt	opscheplepel	70	31
Sterkers	voor 1 snee	2	0
Stokbrood met kruidenboter	stuks	15	64
Stokbrood, bruin	sneetje	10	26
Stokbrood, kaas-uien	stuks	70	169
Stokbrood, volkoren	sneetje	10	23
Stokbrood, wit	sneetje	10	27
Stokvis, geweekt	portie	120	166
Stol met spijs	snee	55	155
Stoofperen, glas	schaaltje	125	80
Stophoest	stuks	2	8
Strooiaroma	theelepel	2	4
Stroop, keuken	voor 1 snee	15	49
Stroop, maismout	eetlepel	15	43
Stroop, rijstmout	eetlepel	15	44
Stroop, suiker	voor 1 snee	15	45
Stroopkoek	stuks	40	189
Stroopwafel	stuks	30	142
Studentenhaver	eetlepel	20	103
Suçuk, Turkse droge worst	plak	15	67
Sugarsnaps, gekookt	opscheplepel	40	13
Suiker	theelepel	2	8
Suiker	klontje	4	16
Suiker	eetlepel	15	60
Suiker, kandij	theelepel	2	8
Suiker, kristal	zakje	5	20
Suiker, poeder	eetlepel	6	24
Suiker, riet	eetlepel	15	60
Suikerbrood	snee	45	137
Suikerbroodje met spijs	stuks	60	271
Suikermeloen	schijf	120	36
Suikerpinda's	eetlepel	20	108
Suikerspin	stuks	20	80
Sukadelap	lapje	60	113
Sultana fruitbiscuit	pakje	40	157
Sultana yofruit	pakje	35	144
Sultana, diverse smaken	stuks	13	51
Surimi	stuks	17	18
Sushi	stuks	50	81

T

NAAM	EENHEID	GEWICHT GRAM	ENERGIE IN KCAL
Taaitaai	klein	7	25
Taart, appel	punt	115	292
Taart, appel-noten	punt	100	361
Taart, chipolata	punt	100	316
Taart, crème au beurre	stuks	80	317
Taart, hazelnoot	punt	100	468
Taart, kwark	punt	115	251
Taart, marsepein	punt	100	342
Taart, mokka	punt	100	396
Taart, MonChou	punt	100	332
Taart, slagroom	punt	100	316
Taart, vruchten- met slagroom	punt	110	265
Taart, vruchten- van cakedeeg	plak	75	196
Taartbodem, van biscuitdeeg	groot	200	538
Tacoschelp	stuks	10	26
Tafelzuur, tursu, Turks	opscheplepel	50	12
Tahin, sesampasta	eetlepel	15	90
Tahoe	plak	75	85
Tajerblad	opscheplepel	45	17
Tangerine	stuks	70	36
Tapenade van olijven	voor 1 toastje	10	35
Tarhana corbasi, Turkse soep	soepkom	250	125
Taro, gekookt	eetlepel	45	46
Tartaar	stuks	70	130
Tartex	voor 1 snee	15	34
Tarwekiemen	eetlepel	6	24
Tarwezemelen	eetlepel	5	14
Taugé	opscheplepel	45	8
Tempé	plak	75	112
Texelaar	blokje	10	39
Thee, zonder suiker	glas	150	0
Theeworst	voor 1 snee	15	49
Tic tac	stuks	0,5	2
Tijm, gedroogd	theelepel	1	2
Tikkels	stuks	2	8
Tilapia, bereid	portie	120	154
Tiramisu	portie	85	216
Toastbrood	snee	10	36
Toastje	stuks	5	19
Toastje krabsalade	stuks	20	64
Toastje met brie	stuks	15	57
Toastje met eiersalade	stuks	20	61
Toastje met pâté	stuks	20	75
Toastje met roomkaas	stuks	15	61

NAAM	EENHEID	GEWICHT GRAM	ENERGIE IN KCAL
Toastje met selderijsalade	stuks	20	52
Toastje met tapenade	stuks	20	74
Toastje met zalm	stuks	15	39
Toffee	stuks	6	26
Toffee met chocolade	stuks	8	36
Tofu	plak	75	85
Tomaat, blik	stuks	70	17
Tomaat, gekookt	stuks	70	15
Tomaat, gestoofd	stuks	70	41
Tomaat, gezeefd, passata	eetlepel	25	4
Tomaat, kers-, rauw	stuks	10	3
Tomaat, rauw	stuks	70	16
Tomaat, zongedroogd	stuks	15	50
Tomatencrèmesoep	soepkom	250	88
Tomatengroentesap	glas	200	42
Tomatenketchup	eetlepel	17	13
Tomatenpuree, geconcentreerd, blik	eetlepel	25	22
Tomatensaus, kant-en-klaar	sauslepel	30	18
Tomatensoep, helder	soepkom	250	22
Tomato Frito	opscheplepel	50	38
Tompoes	stuks	100	288
Tong (vis), gekookt	stukje	120	126
Tong, vis, gebakken	stukje	120	233
Tongschar, bereid in magnetron	stuks	75	89
Tonic	longdrinkglas	250	95
Tonijn, bereid zonder vet	moot	105	128
Tonijn, gebakken/gestoofd	stukje	120	142
Tonijn, in olie, blik	voor 1 toastje	10	21
Tonijn, naturel, blik	voor 1 toastje	10	11
Tortellini met kaas	opscheplepel	50	90
Tortellini met vlees	opscheplepel	50	84
Tortilla, ongevuld	groot	70	224
Tortillachips, naturel	handje	13	63
Trassie, garnalenpasta	theelepel	5	10
Tresor, Kellogg's	voor 1 schaaltje	30	134
Tuinbonen, blik / glas	opscheplepel	50	36
Tuinbonen, gekookt	opscheplepel	50	22
Tuinkers	voor 1 snee	2	0
Tulumba tatlıçi gebak	stuks	50	196
Turks brood	stuks	45	112
Turks tarwebrood	stuks	45	112
Turkse kaas, 60+, van koemelk	stukje	20	57
Turkse pizzabodem	stuks	115	235
Turkse yoghurt, 10% vet	schaaltje	150	176
Turkse yoghurt, 4% vet	schaaltje	150	100
Tursu tafelzuur	opscheplepel	50	12
Tuttifrutti, gedroogd	schaaltje	80	217
Twix	staaf	25	124

NAAM	EENHEID	GEWICHT GRAM	ENERGIE IN KCAL
U			
Ugli	stuks	260	125
Ui, Amsterdamse	stuks	2	1
Ui, bos-, rauw	stuks	40	15
Ui, gebakken	opscheplepel	25	14
Ui, gekookt	opscheplepel	25	9
Ui, rauw	eetlepel	20	7
Ui, rode, rauw	stuks	100	37
Ui, sla-, rauw	stuks	40	12
Uiring, gefrituurd, zonder zout	stuks	20	40
Uitjes, gefrituurd	eetlepel	5	30
V			
Vanillekwark, mager, Optimel	schaaltje	150	64
Vanillepudding	schaaltje	150	174
Vanillevla, mager	schaaltje	150	100
Vanillevla, vol	schaaltje	150	140
Vanilleyoghurt, halfvol	schaaltje	150	117
Varkensfilet	stukje	70	110
Varkensfricandeau	stukje	75	118
Varkensfricandeau, gebraden	voor 1 snee	15	18
Varkenshaas	stukje	70	99
Varkenslap	lapje	70	143
Varkenslever, gekookt	voor 1 snee	15	20
Varkensoester	stukje	70	99
Varkenspoulet	portie	70	196
Varkenssaté met saus	stokje	50	92
Varkensschouderlap	stukje	70	119
Vegetarisch gehakt, bereid	portie	100	230
Vegetarisch worstje	stuks	35	107
Vegetarische balletjes, bereid	stuks	15	41
Vegetarische boterhamworst	plak	15	42
Vegetarische groenteschijf	stuks	75	168
Vegetarische ham	voor 1 snee	15	37
Vegetarische nuggets	stuks	25	76
Vegetarische paté	voor 1 snee	20	56
Vegetarische roerbakstukjes, bereid	portie	100	230
Vegetarische schnitzel, Goodbite	stuks	100	276
Vegetarische smeerworst	voor 1 snee	20	56
Veldsla, rauw	schaaltje	25	4
Venkel, gekookt	opscheplepel	50	8
Venkel, rauw	schaaltje	70	12
Vermicellisoep	soepkom	250	35
Vermicellisoep met groenten	soepkom	250	42
Ve-tsin	theelepel	2	0
Vietnamese loempia	groot	70	127
Vijgen, gedroogd	stuks	20	52
Vijgen, vers	stuks	50	42
Visnugget, gebakken	stukje	25	60

CALORIETABEL Vis - Zwi

NAAM	EENHEID	GEWICHT GRAM	ENERGIE IN KCAL
Visschnitzel, gebakken	stuks	75	179
Vissticks, gebakken	stukje	25	60
Vla, chocolade-, mager	schaaltje	150	117
Vla, chocolade-, vol	schaaltje	150	150
Vla, diverse smaken, halfvol	schaaltje	150	130
Vla, halfvol met zoetstof	schaaltje	150	84
Vla, mager	schaaltje	150	100
Vla, slagroom	schaaltje	150	192
Vla, vanille-, mager	schaaltje	150	100
Vla, vanille-, vol	schaaltje	150	140
Vlaai, appelkruimel	punt	135	410
Vlaai, kruimel	punt	110	239
Vlaai, kruimel- met pudding	punt	110	317
Vlaai, pudding- met vruchten	punt	135	201
Vlaai, rijste	punt	85	179
Vlaai, vruchten	punt	85	195
Vlammetje	stuks	20	63
Vleeswaren, gemiddeld	voor 1 snee	15	35
Vlierbessendrank	longdrinkglas	250	152
Vossenbessen	schaaltje	100	57
Vruchten op sap, blik/glas	schaaltje	125	60
Vruchten op siroop, blik/glas	schaaltje	125	84
Vruchtendessertsaus	sauslepel	25	47
Vruchtendrank, light	longdrinkglas	250	70
Vruchtendrank, multivit, 12 vruchten, light	longdrinkglas	250	58
Vruchtendrank, MultiVitamientje bosvruchten	longdrinkglas	250	98
Vruchtendrank, Roosvicee fruitig drankje	longdrinkglas	250	68
Vruchtendrank, Roosvicee Multivit	longdrinkglas	250	100
Vruchtendrank, Roosvicee Multivit light	longdrinkglas	250	35
Vruchtendrank, tweedrank	longdrinkglas	250	125
Vruchtenhagelslag	voor 1 snee	15	59
Vruchtenkwark, halfvol	schaaltje	150	186
Vruchtenkwark, mager	schaaltje	150	117
Vruchtenkwark, mager, Optimel	schaaltje	150	64
Vruchtenkwark, vol	schaaltje	150	201
Vruchtenlimonade	longdrinkglas	250	65
Vruchtensalade, vers met citrusfruit	schaaltje	125	78
Vruchtensalade, vers zonder citrusfruit	schaaltje	125	81
Vruchtensap met toegevoegde vitamines	longdrinkglas	250	102
Vruchtentaart met slagroom	punt	110	265
Vruchtentaart van cakedeeg	plak	75	196
Vruchtenvlaai	punt	85	195

NAAM	EENHEID	GEWICHT GRAM	ENERGIE IN KCAL
Vruchtenyoghurt, halfvol	schaaltje	150	128
Vruchtenyoghurt, mager	schaaltje	150	106
Vruchtenyoghurt, vol	schaaltje	150	160
W			
Wafel, galette	stuks	13	62
Wafel, Luikse	stuks	50	223
Wafel, Luikse met chocolade	stuks	90	411
Walnoten	stuks	7	50
Waspeen	opscheplepel	30	10
Water	glas	200	0
Waterkers	voor 1 snee	2	0
Watermeloen	schijf	300	108
Wentelteefjes	stuks	80	172
Whisky	borrelglas	50	122
Wicky	pakje	200	58
Wicky zero	pakje	200	6
Wienerschnitzel	stuks	100	142
Wijn, Lambrusco	wijnglas	150	111
Wijn, rood	wijnglas	150	123
Wijn, rosé	wijnglas	150	106
Wijn, witte droge	wijnglas	150	100
Wijn, witte zoete	wijnglas	150	144
Wijting, gebakken	stuks	120	142
Wijting, gekookt	stuks	120	121
Winegum met drop	stuks	3	10
Winegums	stuks	5	16
Witlof, gekookt	opscheplepel	70	12
Witlof, rauw	schaaltje	70	13
Witte bonen in tomatensaus	opscheplepel	70	65
Witte bonen, blik / glas	opscheplepel	60	63
Witte bonen, gekookt	opscheplepel	60	76
Witte kool, gekookt	opscheplepel	45	7
Witte kool, rauw	schaaltje	50	15
Witte saus	sauslepel	25	21
Wodka	borrelglas	50	122
Wokkels	handje	6	30
Wokolie	eetlepel	10	90
Worst, alle soorten	voor 1 snee	15	50
Worst, boterham	voor 1 snee	15	46
Worst, cervelaat	voor 1 snee	15	56
Worst, chorizo	voor 1 snee	15	54
Worst, droge, Turkse salam	plak	15	41
Worst, gekookte	voor 1 snee	15	54
Worst, gekookte, mager	voor 1 snee	15	33
Worst, grill	voor 1 snee	15	46
Worst, lever	voor 1 snee	15	43
Worst, ossen	voor 1 snee	15	25
Worst, paling	voor 1 snee	15	46
Worst, runderrook	stukje	100	240
Worst, salami	voor 1 snee	15	59

NAAM	EENHEID	GEWICHT GRAM	ENERGIE IN KCAL
Worst, smeerlever	voor 1 snee	20	64
Worst, Suçuk, Turkse droge worst	plak	15	67
Worst, thee	voor 1 snee	15	49
Worst, tongen	voor 1 snee	15	37
Worstenbroodje	stuks	75	286
Wortels, blik / glas	opscheplepel	60	17
Wortels, gekookt	opscheplepel	55	18
Wortels, rauw	schaaltje	70	23
Wrap, ongevuld	groot	70	224

Y

NAAM	EENHEID	GEWICHT GRAM	ENERGIE IN KCAL
Yakult	flesje	65	43
Yakult, Light	flesje	65	38
Yam, gekookt	stuks	110	158
Yogho Yogho drinkyoghurt	beker	250	142
Yoghurt Griekse stijl, Optimel	schaaltje	150	64
Yoghurt met vruchten, mager, zonder suiker	schaaltje	150	54
Yoghurt met vruchten, Optimel	schaaltje	150	56
Yoghurt met vruchten-, Vitalinea	bakje	125	52
Yoghurt, 0% vet, diverse smaken, Activia	portie	125	71
Yoghurt, Activia, vol, met muesli	bekertje	125	135
Yoghurt, Biogarde halfvol	schaaltje	150	75
Yoghurt, Biogarde, vol	schaaltje	150	87
Yoghurt, Bulgaarse, mager	schaaltje	150	80
Yoghurt, Bulgaarse, vol	schaaltje	150	130
Yoghurt, Griekse, vol	schaaltje	150	188
Yoghurt, halfvol	schaaltje	150	75
Yoghurt, halfvol, naturel, Vifit	schaaltje	150	80
Yoghurt, mager	schaaltje	150	56
Yoghurt, naturel, mager, Activia	portie	125	62
Yoghurt, naturel, vol, Activia	portie	125	86
Yoghurt, room- met vruchten	schaaltje	150	212
Yoghurt, room-, Grieks	bakje	150	188
Yoghurt, soja- met vruchten	schaaltje	150	110
Yoghurt, soja-, naturel, Alpro	schaaltje	150	70
Yoghurt, stracciatella-, vol	schaaltje	150	200
Yoghurt, Turkse, 10% vet	schaaltje	150	176
Yoghurt, Turkse, 4% vet	schaaltje	150	100
Yoghurt, vanille-, halfvol	schaaltje	150	117
Yoghurt, vol	schaaltje	150	87
Yoghurt, vol met vruchten	schaaltje	150	160
Yoghurt, vruchten-, halfvol	schaaltje	150	128
Yoghurt, vruchten-, vol, Activia	bekertje	125	121
Yoghurtdrank met vruchten, Yomild	beker	250	142
Yoghurtdrank, Actimel	flesje	100	68
Yoghurtdrank, Actimel, naturel, 0% vet	flesje	100	25
Yoghurtdrank, Actimel, vruchten	flesje	100	73
Yoghurtdrank, Actimel, vruchten, 0% vet	flesje	100	27
Yoghurtdrank, Becel pro-activ	flesje	100	46
Yoghurtdrank, Fristi	beker	250	100
Yoghurtdrank, gezoet met zoetstof	beker	250	72
Yoghurtdrank, vruchten, Vifit	beker	250	138
Yoghurtdrank, Yogho Yogho	beker	250	142
Yoghurtijs	bolletje	50	71
Yogonaise	sauslepel	25	70

Z

NAAM	EENHEID	GEWICHT GRAM	ENERGIE IN KCAL
Zalm, blik	voor 1 toastje	15	22
Zalm, gegrild	moot	105	188
Zalm, gekookt	moot	120	264
Zalm, gerookt	voor 1 toastje	10	18
Zalm, rauw	moot	105	188
Zalmforel, bereid zonder vet	moot	120	200
Zandkoekje	stuks	10	54
Zandtaartje	stuks	50	268
Zeewier, gedroogd	blaadje	3	10
Zeewolf, gekookt	stukje	90	114
Zeezout	theelepel	2	0
Zemelen, haver-	eetlepel	5	18
Zemelen, tarwe-	eetlepel	5	14
Zilveruitjes, zoetzuur	stuks	2	1
Zilvervliesrijst	opscheplepel	60	79
Zoete aardappelen, gekookt	stuks	130	122
Zoetstof (zonder calorieën)	tabletje	1	0
Zoetstof, Stevia	tabletje	1	0
Zonnebloemolie	eetlepel	10	90
Zonnebloempitten	eetlepel	15	97
Zout biscuitje, Tuc	stuks	4	19
Zout	theelepel	2	0
Zout zonder toegevoegd jodium	theelepel	2	0
Zout, natriumarm, Losalt	theelepel	2	0
Zoute haring	stuks	75	129
Zoute stokjes	10 stuks	10	38
Zoutvlees, Surinaams, gekookt	portie	50	136
Zure bom	grote	100	10
Zure room	eetlepel	20	39
Zure zult	voor 1 snee	15	40
Zuurkool, gekookt	opscheplepel	60	8
Zuurkool, rauw	opscheplepel	50	6
Zuurtje	stuks	5	19
Zuurtje, suikervrij	stuks	5	11
Zwarte bessen	schaaltje	100	53
Zwarte bessendrank	longdrinkglas	250	152
Zwitserse strooikaas	voor 1 snee	5	12

RECEPTENINDEX

A
Aardappelpuree met groente, vlees en paddenstoelen 156
Aardappelschotel met broccoli en kip 96
Aardbeiensoep met gember 167
American pancakes met blauwe bessen 49
Avocado tosti 75

B
Balinese groentesoep 88
Bietjessalade met walnootdressing 120
Bloemkool stamppot met balletjes 144
Bonensalade met tonijn 107
Broodje hummus met rode bietjes en rucola 66
Broodje met avocado en paprikareepjes 62
Brood met tonijnsalade en appel 70

C
Couscous met aubergine en tofu 99

E
Erwtensoep met makreel 129

G
Gekruide linzensoep 65
Geroerbakte kalkoen met spitskool en gember 134
Geroerbakt varkensvlees met paksoi 92
Gestoofde kabeljauw met aardappelpuree 115
Gestoofde prei met hazelnoten 127
Gevulde aardappelsoep 133
Grapefruitsalade met peer en dadels 171
Groentestoofschotel met kikkererwten 158
Groentetajine met tofu 143

K
Kip op tijmaardappeltjes 104
Kipsalade met kerriedressing 58
Krentenbrood tosti met geitenkaas 74

L
Lamsvlees met koriander 116

M
Maaltijdsalade met zalm en groente 87
Mie met runderreepjes en groente 100
Mozzarella tosti met spinazie en olijven 73

N
Noedels met mosselen 147
Noedels met kip 119
Noedelsalade met tofu en cashewnoten 130

O
Omelet met paprika en tomaat 61
Oosterse rauwkostsalade met kip 148
Overnight oats met wortel en walnoten 51

P
Paprika-tomatensoep met ei en knoflookbrood 155
Pepesan 151
Perzische rijst met amandelen 108
Pittige bonensoep met koriander 152
Provençaalse ovenschotel 159

Q
Quinoasalade met geitenkaas en partjes ei 91

R
Ratatouille met kip en zilvervliesrijst 111
Ravioli aperti 123
Roerei met tomaat op toast 46

S
Spaghetti met pittige paprika en walnoten 84
Spinaziegratin 141
Snelle kipgoulash uit de wok 126

T
Thaise mie met paddenstoelen en tofu 137
Tortilla met kikkererwten 112

Y
Yoghurt met mango en muesli 48
Yoghurt met peer en blauwe druiven 52

V
Vanillekwark met sinaasappel 164
Varkensvleescurry met aubergine 138
Vega chili 124

W
Watermeloen met munt 168
Witte bonensalade met citroen en koriander 103
Wortelsalade met limabonen en tahindressing 69

Z
Zwarte bonenburgers met maïssalade 95

Ook verkrijgbaar bij het Voedingscentrum:

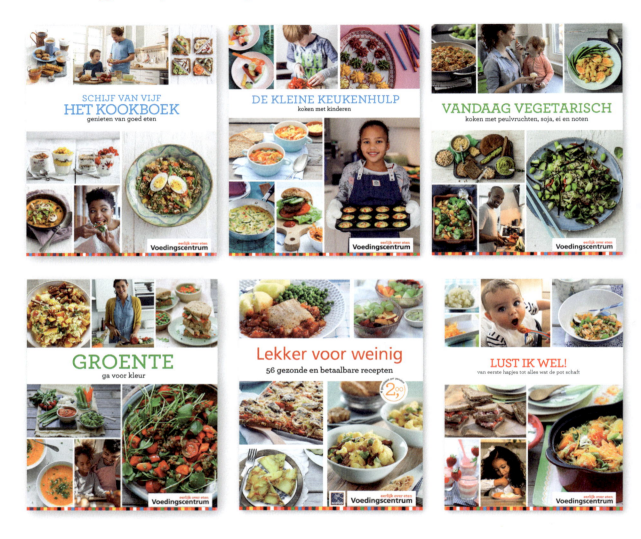

Kijk voor deze en andere uitgaven in de webshop van het Voedingscentrum:
www.voedingscentrum.nl/webshop